"十四五"时期国家重点出版物出版
专项规划项目·重大出版工程规划

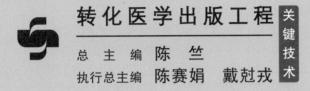

转化医学出版工程 关键技术

总 主 编 陈 竺
执行总主编 陈赛娟 戴尅戎

Clinical Guidelines for the Diagnosis
and Treatment of Bipolar Disorder
Using Precision Medicine

双相障碍精准医学临床诊疗指南

主编 崔东红 方贻儒

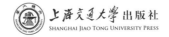

上海交通大学出版社
SHANGHAI JIAO TONG UNIVERSITY PRESS

内容提要

本书是"转化医学出版工程·关键技术"分册之一。双相障碍是一类高发的严重的精神疾病,传统诊疗都是基于临床症状的主观判断,常常出现误诊、诊断延迟、治疗不当以及缺乏客观、精准评价的痛点。本书在作者原创性成果的基础上,结合近年来国内外双相障碍多模态生物学研究进展,从分子生物学、神经生物学、神经免疫、能量代谢、脑-肠轴及脑影像学等多角度阐述与双相障碍相关的生物标志物,提出有利于双相障碍临床早期识别和个体化治疗的精准医学临床诊疗指南。本书可作为临床医师、精神医学科学工作者和研究生的参考书。

图书在版编目(CIP)数据

双相障碍精准医学临床诊疗指南／崔东红,方贻儒
主编. —上海: 上海交通大学出版社,2022.9
  转化医学出版工程. 关键技术
  ISBN 978 - 7 - 313 - 27159 - 4

  Ⅰ. ①双⋯ Ⅱ. ①崔⋯ ②方⋯ Ⅲ. ①情绪障碍—诊
疗 Ⅳ. ①R749.4

  中国版本图书馆 CIP 数据核字(2022)第 133565 号

双相障碍精准医学临床诊疗指南
SHUANGXIANG ZHANGAI JINGZHUN YIXUE LINCHUANG ZHENLIAO ZHINAN

主　　编:	崔东红　方贻儒		
出版发行:	上海交通大学出版社	地　　址:	上海市番禺路 951 号
邮政编码:	200030	电　　话:	021 - 64071208
印　　制:	上海锦佳印刷有限公司	经　　销:	全国新华书店
开　　本:	710 mm×1000 mm　1/16	印　　张:	14.25
字　　数:	225 千字		
版　　次:	2022 年 9 月第 1 版	印　　次:	2022 年 9 月第 1 次印刷
书　　号:	ISBN 978 - 7 - 313 - 27159 - 4		
定　　价:	98.00 元		

主编介绍

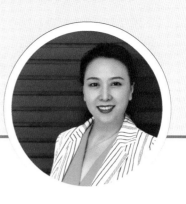

　　崔东红　医学博士,哲学学士,上海交通大学医学院附属精神卫生中心研究员,博士生导师,上海市重性精神病重点实验室执行主任,精神疾病样本库主任。复旦大学精神病与精神卫生学博士,美国耶鲁大学精神病学遗传学博士后,曾在意大利学习心理咨询与治疗。中国神经科学学会精神病基础与临床分会(CSNP)常委,CSNP神经调控联盟主席,上海医师协会整合医学分会副会长,上海市欧美同学会妇女委员会副主任,上海市三八红旗手,上海市浦江人才,上海市公共卫生优秀学科带头人。国家重点研发精准医学项目"精神分裂症与双相障碍多模态精准诊疗研究"首席科学家。在国际著名学术刊物如 *Journal of Clinical Investigation*、*Molecular Psychiatry*、*Cerebral Cortex*、*Psychological Medicine* 等杂志发表论文90余篇。主编了《精神分裂症精准医学临床诊疗指南》等学术专著,新近主编的首部从科学角度系统介绍冥想的专著《冥想　科学基础与应用》颇受到关注。

主编介绍

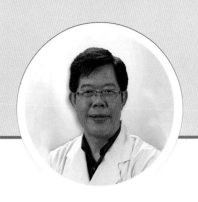

方贻儒　上海交通大学医学院教授,上海交通大学心境障碍诊治中心主任,博士生导师,上海领军人才,中国科学院脑科学与智能技术卓越创新中心客座教授,上海脑科学与类脑研究中心专家组专家,中国杰出精神科医师获得者,荣获2020年度中华医学科技奖一等奖。

兼任中国神经科学学会常务理事,中华医学会精神医学分会副主任委员,中国双相障碍协作组组长; *Lancet Psychiatry* 中国专家组成员, *Neuroscience Bulletin* 、《中华精神科杂志》和《中国神经精神疾病杂志》副主(总)编, *Journal of Affective Disorders*、*International Journal of Bipolar Disorders*、*General Psychiatry* 编委。

主持国家重点研发计划、国家科技支撑计划、国家科技攻关计划、国家自然科学基金委重点或面上项目等多项。主编《中国双相障碍防治指南(第二版)》,国家住院医师规范化培训规划教材《精神病学》,上海市精品教材《精神病学》,以及 *Depressive Disorders: Mechanisms, Measurement and Management* 等教材及专著。获国家专利授权3项,成功转化1项;著作权授权2项。发表学术论文近400篇,其中以第一作者或通讯作者发表的SCI收录论文逾100篇。

个人情况: *https://www.researchgate.net/profile/Yiru_Fang*

转化医学出版
工程丛书

总 主 编　陈　竺
执行总主编　陈赛娟　戴尅戎
总 顾 问　马德秀
学术总顾问　王振义

学术委员会名单（按姓氏汉语拼音排序）

卞修武　陆军军医大学病理学研究所,中国科学院院士

陈国强　上海交通大学医学院,中国科学院院士

陈义汉　同济大学附属东方医院,中国科学院院士

冯　正　中国疾病预防控制中心寄生虫病预防控制所,教授

葛均波　复旦大学附属中山医院,中国科学院院士

桂永浩　复旦大学附属儿科医院,教授

韩泽广　国家人类基因组南方研究中心,教授

贺　林　上海交通大学 Bio－X 研究院,中国科学院院士

黄荷凤　上海交通大学医学院附属国际和平妇幼保健院,中国科学院院士

王　宇　中国疾病预防控制中心,教授

王红阳　海军军医大学附属第三医院(东方肝胆外科医院),中国工程院院士

王升跃　国家人类基因组南方研究中心,教授

魏冬青　上海交通大学生命科学技术学院,教授

吴　凡　复旦大学上海医学院,教授

徐学敏　上海交通大学 Med－X 研究院,教授

曾益新　国家卫生健康委员会,中国科学院院士
赵春华　中国医学科学院/北京协和医学院,教授
赵玉沛　中国医学科学院/北京协和医学院,中国科学院院士
钟南山　广州医科大学附属第一医院,中国工程院院士

学术秘书

王一煌　上海交通大学系统生物医学研究院,教授

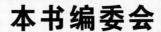

本书编委会

主　审

陆　林　北京大学第六人民医院，中国科学院院士

徐一峰　上海交通大学医学院附属精神卫生中心

主　编

崔东红　上海交通大学医学院附属精神卫生中心

方贻儒　上海交通大学医学院附属精神卫生中心

编委会名单（按姓名汉语拼音排序）

胡少华　浙江大学医学院附属第一医院

李名立　四川大学华西医院

林关宁　上海交通大学生物医学工程学院

刘晓华　上海交通大学医学院附属精神卫生中心

彭代辉　上海交通大学医学院附属精神卫生中心

王化宁　空军军医大学西京医院

吴仁容　中南大学湘雅二医院

姚志剑　南京医科大学附属脑科医院

张　晨　上海交通大学医学院附属精神卫生中心

总　序

多年来,生物医学研究者与患者间存在着隔阂,而这些患者可能从生物医学研究成果中受益。一方面,无数罹患癌症等疾病的患者急切盼望拯救生命的治疗方案;另一方面,许多重要的基础科学发现缺乏实际应用者。近期涌现的转化医学旨在连接基础研究与临床治疗结果,优化患者治疗,提升疾病预防措施。

转化医学将重要的实验室发现转变为临床应用,通过实验室研究阐释临床疑问,旨在惠及疾病预测、预防、诊断和治疗。转化医学的终极目标是开发更为有效的预防和治疗方案,促进临床预后和健康水平。因此,无论对患者还是大众,转化医学是以人为本的医学实践。

在过去三十年中,中国居民的生活条件、饮食和营养、卫生保健系统得到了巨大发展。然而,随着经济增长和社会快速发展,卫生保健系统面临多种问题。中国具有复杂的疾病谱:一方面,发展中国家常见的感染性疾病仍是中国沉重的负担;另一方面,发达国家常见的慢性病也成为中国致死致残的主要原因。中国的卫生保健系统面临巨大挑战,须举全国之力应对挑战。中国正深化改革,促进居民福祉。转化医学的发展将促进疾病控制,有助于解决健康问题。

转化医学是多学科项目,综合了医学科学、基础科学和社会科学研究,以促进患者治疗和预防保健措施,其拓展了卫生保健服务领域。因此,全球各方紧密合作对于转化医学的发展至关重要。

为了加强国际合作,为基础、转化和临床研究工作者提供交流与相互扶持的平台,我们发起编纂"转化医学出版工程"系列图书。该系列图书以原创和观察性调查为特色,广泛涉及实验室、临床、公共卫生研究,提供医学各亚专业最新、实用的研究信息,开阔读者从实验室到临床和从临床到实验室的视野。

"转化医学出版工程"系列图书与"转化医学国家重大科技基础设施(上海)"紧密合作,为医师和转化医学研究者等对快速发展的转化医学领域感兴趣的受众提供最新的信息来源。作为主编,我热忱欢迎相关领域的学者报道最新的从实验室到临床的研究成果,期待该系列图书能够促进全球知识传播,增进人类健康。

2015 年 5 月 25 日

前　言

　　近百年来,精神疾病的临床分类、诊断及治疗主要基于医生对临床症状/特征的评估。因缺乏疾病相关的生物标志物,相比临床医学其他学科,精神科的诊疗显得更具主观性和不确定性。2016 年起,国家设立了重点研发计划"精准医学研究"项目,资助精神疾病的精准医学研究,目标就是基于生物大数据开发有助于疾病精准诊疗的多模态生物标志物,并形成精准医学临床诊疗指南,推动精神疾病从依赖临床症状主观判断的诊疗体系向基于生物标志物客观的精准诊疗体系转化,最终实现精神疾病临床诊疗的精准化、个体化的医学实践模式。

　　双相障碍是一种严重的精神疾病,以抑郁、躁狂/轻躁狂以及混合状态反复、交替或同时发作为主要特点。双相障碍的患病率、复发率及患者的自残、自杀率高,预后不良,严重损害患者的社会功能,给其家庭和社会带来沉重负担。近年来,虽然对双相障碍的关注和重视程度明显提高,但因该病临床症状复杂,与精神分裂症和抑郁症都有较多的临床症状重叠交叉,仅依赖临床症状、症状群与综合征进行判断,常常导致误诊或延迟确诊,有些患者甚至需要数年或十数年才能确诊,增加了治疗的难度,无法进行针对性治疗,导致患者结局事与愿违。

　　随着分子遗传学、脑影像技术的发展,虽然对双相障碍生物标志物的研究不如精神分裂症或者抑郁症广泛,但双相障碍的分子和脑影像学标志物仍然获得一定的发展,相继发现了近 200 个双相障碍相关的易感位点和基因,其中包括单核苷酸多态性(SNP)和拷贝数变异(CNV)等不同类型的遗传变异。影像学也发现双相障碍患者存在着多个脑区的结构和功能异常以及结构和功能网络连接异常。这些发现对深入认识双相障碍无疑是非常有价值的。尽管基础研究发现了很多双相障碍的生物学改变,也归纳出不少分子、脑影像学等方面的客观生物标志物,但目前能用于临床实践的并不多。这与基础医学和临床医学之间存在着脱节有关,即基础研究发现的生物学改变并没有在临床实践中进行应用。另一方面,由于很多生物标志物本身缺乏特异性和灵敏性而难以进行临床转化。

因此,为了推动基础研究成果的临床转化,基于目前国内外大量基础研究成果,我们对双相障碍相关多模态生物标志物进行梳理总结,提炼认可度较高的生物学理论和生物标志物,撰写《双相障碍精准医学临床诊疗指南》(简称《指南》)。为此,我们邀请国内该领域的知名学者、专家共同编写这部《指南》,涵盖精准医学的概念,双相障碍的临床表现、病因机制、诊断及鉴别诊断,精准诊断相关的易感基因、生化标志物、脑影像学标志物,以及药物治疗的精准医学指导和药物基因组检测等相关内容。《指南》围绕着双相障碍的精准医学,从基础到临床不同角度全面介绍了双相障碍的研究现状。由于目前对双相障碍病因机制认知的局限性,本《指南》难免存在不足之处,但希望作为探路者能够起到抛砖引玉的作用,推动精神疾病的精准医学发展,造福精神疾病患者和社会。

崔东红

2022 年 1 月于上海

目　录

第一章

双相障碍及精准医学

　　双相障碍是临床表现极其复杂的重性精神疾病，以抑郁、躁狂、轻躁狂以及混合4种状态反复、交替或同时发作为主要特点。常常与单相抑郁(抑郁症)和精神分裂症等其他精神障碍在症状甚至易感基因上交叉重叠，给临床诊断和治疗带来较大困难。精准医学是一种以个体化医疗为基础，以分子组学及脑影像学等多模态大数据为依据，基于基因组测序等多组学检测技术、脑影像技术与生物信息学、人工智能及大数据计算等学科交叉应用，又综合遗传、环境与生活方式等因素而发展起来的疾病预防、诊断与治疗的新型医学概念和医学模式。基于大数据生物标志物的精准医学将为双相障碍的精准诊疗带来曙光。

第一节　双相障碍概念

　　双相障碍(bipolar disorder)是一种严重的精神疾病,以抑郁、轻躁狂、躁狂以及混合型 4 种状态反复、交替或同时发作为主要特点。双相障碍的患病率和复发率高,患者的自残率和自杀率高,预后不良,严重损害患者的社会行为和功能,给其家庭和社会带来沉重负担。1990 年代,世界卫生组织发起在全球综合医院和基层医疗机构普及精神卫生知识,其工作重点之一是心境障碍(mood disorder)。其后,我国也在精神专科医院及综合医院推动开展旨在提高双相障碍诊断水平和规范化治疗的工作,对双相障碍的关注和重视程度明显提高,但临床诊治水平距离现实需求还存在很大距离,主要问题是缺乏精准医学指导,常常出现诊断不明、确诊延迟、治疗不当等临床问题。

一、定义及历史

　　双相障碍是指患者既有符合症状学诊断标准的躁狂或轻躁狂发作,又有抑郁发作的一类心境障碍。躁狂或轻躁狂发作时表现为心境高涨、精力和活动增加,而抑郁发作时则呈现出心境低落、精力降低和活动减少。病程表现复杂而多变,心境发作以反复循环、交替出现为特点,甚至呈快速循环方式往复,或以混合特征方式存在。双相障碍常合并焦虑相关症状或物质滥用,也可出现幻觉、妄想或紧张症等精神病性症状。

　　1898 年,Kraepelin 首次指出躁狂与抑郁同属一个精神疾病单元,并命名为躁狂抑郁性精神病(躁郁症)。1957 年,德国学者 Leonhard 根据长期随访研究资料,将躁郁症分为单相(单相抑郁、单相躁狂)及双相两个亚组,认为抑郁症、双相障碍具有异源性。这一观点得到学界广泛认同,并采纳应用于精神疾病分类诊断系统。

　　近年来,双相谱系障碍的观点获得学界认可,除已经充分明确的双相障碍Ⅰ型(至少有过一次躁狂发作)和Ⅱ型(只有轻躁狂发作史)外,阈下双相障碍、非典型双相障碍以及具情绪不稳或烦躁等混合特征的抑郁发作亦被归入双相谱系障碍。阈下双相障碍的定义或标准因不同研究而异，可以归类于诊断分类中未特定明确双相障碍。美国儿童与青少年学会推荐的阈下双相障碍定义为：不满足躁狂/轻躁狂或混合发作的病程标准，或心境发作症状不典型。

二、流行病学

流行病学调查显示，西方国家双相障碍患病率明显高于我国。20 世纪70—80 年代的流行病学调查显示，西方发达国家双相障碍终身患病率为 3.0%～3.4%，90 年代则上升到 5.5%～7.8%。2011 年，世界卫生组织协调的世界心理健康调查计划纳入美洲、欧洲和亚洲的 11 个国家（中国深圳市参加）。该计划报道双相障碍Ⅰ型、Ⅱ型和阈下双相障碍的终身患病率分别为 0.6%、0.4% 和1.4%，12 个月患病率则分别为 0.4%、0.3% 和 0.8%，其中美国最高（双相谱系障碍终身及 12 个月患病率分别为 4.4% 和 2.8%），印度最低（双相谱系障碍终身和 12 个月患病率均为 0.1%）。

我国还缺乏系统的双相障碍流行病学调查。1982 年，12 个地区的协作调查发现，双相障碍患病率仅为 0.042%（包括仅有躁狂发作者）。2009 年，4 省市流行病学调查荟萃结果显示，双相障碍Ⅰ型、Ⅱ型的现患病率（月）仅为 0.1% 和0.03%。在 2011 年世界心理健康调查计划中，深圳市双相障碍Ⅰ型、Ⅱ型和阈下双相障碍的终身患病率分别为 0.3%、0.2% 和 1.0%，12 个月患病率分别为0.2%、0.2% 和 0.8%。而在 2019 年报道的全国 31 省市的流行病学调查显示，双相障碍的终身及 12 个月患病率分别为 0.6% 和 0.5%。上述这些差别虽可能与经济和社会状况有关，但更主要的原因可能与诊断分类系统、流行病学调查方法学以及调查诊断工具的选择的不同有关。

三、风险因素

1. 年龄

双相障碍通常起病于青少年，平均发病年龄早于抑郁障碍。调查资料显示，双相障碍Ⅰ型的平均发病年龄为 18 岁；而双相障碍Ⅱ型稍晚，平均约为

22 岁。

2. 性别

双相障碍 I 型男女患病率大致相当,性别比约为 1∶1。快速循环发作、双相障碍 II 型多见于女性,女性患者也更易出现抑郁发作和混合发作,且易在更年期和产后发作。经前期紧张综合征、产后抑郁和多囊卵巢综合征等是女性发病的风险因素之一。

3. 社会心理因素

社会心理应激可以促发双相障碍,许多个体在遭遇重大精神创伤如考试失败、失恋及失业等之后首次发病或者因类似因素导致病情恶化或引起疾病复发。

4. 地域、种族和文化

与抑郁障碍不同,不同国家或地区、不同的种族与文化背景之间,双相障碍的患病率和表现形式基本相似。这或许提示双相障碍可能是独立于这些外部环境因素而发病的。

5. 季节

双相障碍患者的心境发作往往具有季节性变化特征,秋冬之交(10~11 月份)易出现抑郁发作,春夏之交(5~7 月份)则易出现躁狂发作。调查资料显示,女性患者具有夏季高发特点,而男性患者则缺乏明显的高发季节。

6. 社会经济状况

与抑郁障碍多见于社会经济地位较低人群不同,双相障碍发病似乎与社会经济状况缺乏明显的关联。国外少数调查报道表明,双相障碍更多发生于社会阶层较高的人群。

7. 婚姻

与普通人群相比,双相障碍在离婚或独居者中更常见,离婚率比普通人群高 3 倍以上。良好的婚姻关系有可能延迟双相障碍发生,或减轻发作症状,也可能降低复发风险。

8. 人格特征

研究显示,某些特定人格特质,如环型人格、情感旺盛型人格特征(明显外向性格、精力充沛及睡眠需要少)者易罹患双相障碍。

9. 共病

双相障碍具有高共病率。与物质滥用的共病率高达 40% 以上,尤其多见于双相障碍Ⅰ型患者。在一项美国酒精与相关疾病的流行病学调查显示,共病酒精使用障碍的双相障碍患者自杀企图风险明显增加,且更可能共病尼古丁依赖或药物滥用。共病物质使用障碍将对双相障碍患者的治疗结局产生不利影响,常导致治疗依从性差、疗效欠佳、发作和住院频率更频繁以及生活质量下降。

　　双相障碍也常共病其他精神障碍和(或)躯体疾病,如焦虑障碍、代谢性障碍等,使其临床表现更加复杂化,也是造成临床误诊、漏诊的重要原因之一。美国共病调查(National Comorbidity Survey Replication,NCS－R)提示74.9%的双相障碍患者终身共病焦虑障碍;而双相障碍系统增效治疗研究(Treatment Enhancement Program for Bipolar Disorder,STEP－BD)中50%以上入组患者有共病焦虑障碍。与此同时,超过1/3的双相障碍患者有共病代谢性障碍。共病通常导致患者发病年龄更早、恢复可能性下降、社会功能与生活质量较差、缓解时间较短并更容易发生自杀。

四、疾病负担

　　伤残调整寿命年(disability-adjusted life year,DALY)是一个定量计算因各种疾病造成的早死与残疾对健康寿命年损失的综合指标。这是近年来通用的疾病经济负担计算方法。按DALY计算,2010年,精神与物质使用障碍的疾病负担约占全球疾病总负担的7.4%,较1990年增加37.6%。其中,抑郁障碍位居第一(占40.5%),双相障碍位居第六(占7.0%)。据美国相关机构估计,1991年双相障碍导致的经济损失达450亿美元,2008年则上升至710亿美元。

　　按照世界卫生组织相关报道,20世纪末我国神经精神疾病负担约占疾病总负担的14.2%,加上自杀/自伤则高达19.3%,远高于全球平均水平;目前估计神经精神疾病占疾病总负担的比例约升至15.5%,加上自杀/自伤将增加至20.2%,其中双相障碍将由20世纪末的第13位上升至第11位。

　　由于双相障碍的临床表现极其复杂,给诊断和治疗带来较大的困难,仅凭临床症状判断易与单相抑郁和精神分裂症混淆,尤其是在疾病早期症状暴露不够充分的情况下,因此亟须基于生物大数据的精准医学指导,及具有客观性和稳定性的生物标志物作为诊疗参考指标。

(方贻儒)

第二节 精准医学概念

一、概念

精准医学(precision medicine)是一种以个体化医疗为基础、以分子组学及脑影像学等多模态生物大数据为依据,综合遗传、环境与生活方式等因素而建立的疾病预防、诊断与治疗的新型医学模式。精准医学融合了基因组测序等多组学分子检测技术、脑影像学技术与生物信息学、人工智能、大数据计算等学科交叉而发展起来的新型医学概念。精准医学的重点在"精准"。因此,注重客观反映疾病状态的生物标志物的开发与应用,侧重基于生物标志物的精准诊断和精准治疗,是精准医学的主要特征。通过对生物标志物的识别,从而精确寻找疾病诊断和治疗的靶点,并对一种疾病的不同状态和过程进行精确分类,最终实现对特定患者个体化精准治疗的目的,提高疾病的诊治效益。同时,精准医学数据也能用于对健康人群疾病的个体化预防。与以往"一刀切"式的疾病诊疗策略的不同在于精准医学更多地考虑个体之间的差异;与传统临床循证医学的不同在于精准医学更重视基于生物标志物,精准地针对特定人群、特定疾病制订预测、诊断和治疗方案。也就是说,与传统的个体化医学的不同在于精准医学是基于精确的生物标志物和生物靶点,而不是基于单纯循证的临床经验实现的个体化诊疗。

2015年,美国提出"精准医学计划"。精准医学作为我国的国家重点项目也备受关注,国家科技部曾召开"国家精准医学战略专家会议",并决定2030年前政府将在精准医疗领域投入大量的研究经费。有关政府部门和科研机构正在紧锣密鼓地实施精准医学计划,内容包括构建百万人以上的自然人群国家大型健康队列和重大疾病的专病队列;建立生物医学大数据共享平台及大规模研发生物标志物、靶标、制剂的实验和分析技术体系;建立中国人群典型疾病精准医学临床方案的示范、应用和推广体系;推动一批精准治疗药物和分子检测技术产品进入国家医保目录等。

实行精准医学包括精确（the right treatment）、准时（at the right time）、共享（give all of us access）及个体化（personalized information）四大要素。精准医学的应用主要包括精准诊断和精准治疗。

二、精准诊断

精准诊断是精准医疗体系中的一个重要组成部分，是建立在疾病生物标志物基础上的疾病诊断。因此，精准诊断具有客观性、归因性、精确性和个体化的特点。精准诊断是一种将疾病的临床特征及其背后的生物学变化，以及个体遗传学背景、环境及生活习惯差异等因素进行综合考虑的疾病诊断的新兴方法。相对于传统的临床诊断，精准诊断是以基于生物信息大数据建立的疾病相关生物标志物为导向的评价体系。因此，精准诊断具有客观性和稳定性。由于生物标志物来自大型人群队列的高通量、多模态的生物信息大数据，并据此对疾病进行精细的人群分层、特征分类等。因此，精准诊断具有个体性和精确性。精准诊断可以最大限度地减少经验判断出现的人为误差。此外，生物标志物往往是病因机制的直接反映。因此，精准诊断具有归因性。根据疾病发展的不同阶段和治疗的介入，生物标志物可划分为：① 疾病起始阶段的倾向性测试（早期识别生物标志物）；② 疾病发生到临床症状呈现的判断（诊断及分型生物标志物）；③ 预后判断（疾病转归生物标志物）。稳定可靠的生物标志物是精准诊断的基础，而精准诊断又是精准治疗的重要保证。

从 20 世纪 80 年代就开始了精神障碍的生物标志物研究，经历了限制性片段长度多态性（restriction fragment length polymorphism，RFLP）、微卫星（microsatellite，STR）、单核苷酸多态性（single nucleotide polymorphism，SNP）及拷贝数变异（copy number variation，CNV）等多种基因多态性标志物的研究。在方法学上也经历了连锁分析（linkage analysis）、候选基因关联分析（candidate gene association study，CGAS）、全基因组关联分析（genome-wide association studies，GWAS）、多组学分析（multi-omics study）等多个发展阶段。目前，已发现的双相障碍分子生物标志物约有 200 个，涵盖了基因结构、基因表达、基因功能和基因调控等方面。同时，也涌现出若干脑结构、脑功能及脑网络等方面的脑影像学生物标志物。但目前面临的主要问题是，这些生物标志物尚存在特异性、稳定性以及标准化不足的问题。因此,临床应用受到限制,以致于目前精神障碍的临床诊断和分类仍然主要依赖国际疾病分类(International Classification of Disease, ICD)和/或美国《精神障碍诊断与统计手册》(Diagnostic and Statistical Manual of Mental Disorders, DSM)。但两者均基于临床症状描述,具有较大的主观性和滞后性,而且难以避免诊断失误。因此,推动精神障碍的精准诊断发展显得更加迫切。

目前,基础研究已经开发了大量的双相障碍的生物标志物,但由于科研和临床之间存在着鸿沟,使得科研发现的海量生物标志物仅限于研发阶段而未获得临床转化。只有在临床上反复使用,才能真正检验一个生物标志物是不是有效,才能进行不断地筛选、优化和淘汰。因此,本书正是基于这种背景,对既往世界范围内开发的双相障碍生物标志物进行了梳理,将那些重复性好的生物标志物编写入精准诊疗指南,力求客观真实,推动科学研究发现的生物标志物实现临床转化,服务临床和患者。

精准诊断将为精神障碍的分类提供新的理念。相似的临床表现不一定是同一种疾病,而同一种疾病也可能表现出不同的临床症状。例如,双相抑郁和单相抑郁的临床表现相似,但它们的病因机制和治疗方案却不同。又如,双相障碍和精神分裂症具有不同的临床表现,被目前的诊断体系归为两类不同的精神障碍,但这两种精神障碍的易感基因及遗传学变异却有显著的重叠。国际精神病基因组学联盟(Psychiatric Genomics Consortium, PGC)的精神分裂症与双相障碍协作组在 2018 年发表的两项 GWAS 发现,疾病特异性位点与不同维度的症状有显著关联,甚至可以预测治疗效果,提示某些具有共同遗传基因的症状维度可能为两者共有。该研究发现的遗传位点对于双相障碍和精神分裂症的共病或鉴别诊断具有较大价值。2019 年,英国生物样本库(UK Biobank)发表的一项 GWAS 发现,双相障碍、冒险行为和冲动行为具有显著的遗传学重叠。因此,精准医学提出了精神障碍的跨疾病诊断的概念,强调不仅仅以现有的临床症状来划分疾病种类,而是寻找精神障碍具有共同归因的症状群或中间表型作为诊疗的重点,其中精神障碍间共享的生物标志物可能是跨疾病诊断的依据。

大数据时代为精准医学提供了强大技术支持。未来,用于大数据存储、共享信息的精准医学云平台不仅能帮助研究人员上传自己的研究成果,与其他研究人员共享生物学信息,而且临床医生或患者也可以把基于精准检测的临床信息输入云平台。通过计算生物学提供的精准医学诊断规则,获得精准诊断,或据此制订个体化的精准治疗方案。

三、精准治疗

精准治疗是精准医学的一个组成部分,是在大样本研究获得疾病病理学机制的知识体系基础上,以生物医学特别是组学数据为依据,根据患者个体在基因、表型、环境和生活方式等各方面的特异性,制订个性化治疗方案;是在生物标志物的基础上进行的归因性和靶向性治疗。精准治疗建立在精准检测、精准诊断的基础上,双相障碍等重大精神疾病病因尚不明确、机制尚不清楚。因此,目前临床上对双相障碍的治疗主要基于循证医学证据的《双相障碍治疗指南》所建议的治疗方案、流程途径,更多在于推动规范治疗,而未达到精准治疗。当前,能有效治疗心境发作、缓解双相障碍病情的药物包括锂盐、丙戊酸盐等心境稳定剂,以及具有心境稳定作用的第二代抗精神病药物。由于双相障碍本身病因和病理机制的复杂多样性以及缺乏有效的生物标志物,无论是药物治疗,还是物理治疗均主要依靠医生的经验和临床试错。因此,双相障碍的治疗迫切需要精准医学指导。即通过生物标志物来预测一种治疗方法是否对特定的患者有效,并帮助预防药物不良反应的发生,实现精准诊断、治疗以及预防,以使患者早日恢复健康、重返社会。

(崔东红)

-------------------- 参考文献 --------------------

[1] American Psychiatric Association. Diagnostic and statistical manual of mental disorders [M]. 5th ed. Arlington, VA: American Psychiatric Publishing, 2013.

[2] Phillips M R, Zhang J, Shi Q, et al. Prevalence, treatment, and associated disability of mental disorders in four provinces in China during 2001－05: an epidemiological survey[J]. Lancet, 2009, 373(9680): 2041－2053.

[3] Merikangas K R, Jin R, He J P, et al. Prevalence and correlates of bipolar spectrum disorder in the world mental health survey initiative[J]. Arch Gen Psychiatry, 2011,

68(3)：241－251.

［4］Huang Y, Wang Y, Wang H, et al. Prevalence of mental disorders in China：a cross-sectional epidemiological study［J］. Lancet Psychiatry, 2019, 6(3)：211－224.

［5］Li H J, Zhang C, Hui L, et al. Associated with genetic risk for bipolar disorder among Han Chinese individuals：a genome-wide association study and meta-analysis［J］. JAMA Psychiatry, 2021, 78(3)：320－330.

［6］于欣,方贻儒. 双相障碍防治指南［M］. 2 版. 北京：中华医学电子音像出版社, 2015.

［7］中华医学会精神医学分会双相障碍协作组. 双相障碍伴混合特征临床诊治指导建议［J］. 中华精神科杂志,2018,51(2)：83－89.

［8］江开达,黄继忠. 双相障碍［M］. 北京：人民卫生出版社,2012.

［9］陆林.沈渔邨精神病学［M］. 6 版. 北京：人民卫生出版社,2018.

［10］The WHO World Mental Health Survey Consortium. Prevalence, severity, and unmet need for treatment of mental disorders in the World Health Organization World Mental Health Surveys［J］. JAMA, 2004, 291(21)：2581－2590.

［11］Wang Z W, Jun C, Gao K M, et al. Perspective on etiology and treatment of bipolar disorders in China：clinical implications and future directions［J］. Neurosci Bull, 2019, 35(4)：608－612.

［12］Niu Z, Yang L, Wu X H, et al. The relationship between neuroimmunity and bipolar disorder：mechanism and translational application［J］. Neurosci Bull, 2019, 35(4)：595－607.

［13］Chen Y M, Hong W, Fang Y R. Role of biological rhythm dysfunction in the development and management of bipolar disorders：a review［J］. Gen Psychiatr, 2020, 33(1)：e100127.

［14］方贻儒,汪作为,陈俊. 中国双相障碍的研究现状与展望［J］. 中华精神科杂志. 2015,48(3)：141－146.

［15］Jameson J L, Longo D L. Precision medicine — personalized, problematic, and promising ［J］. N Engl J Med, 2015, 372(23)：2229－2234.

［16］王正国,张良. 精准医学的含义与应用［J］.中华创伤杂志,2016,32(4)：289－290。

［17］董家鸿. 构建精准医疗体系,实现最佳健康效益［J］. 中华医学杂志,2015,95(31)：2497－2499.

［18］肖飞. 从循证医学到精准医学的思考［J］. 中华肾病研究电子杂志,2014,3(3)：123－128.

［19］Insel T R, Cuthbert B N. Medicine. Brain disorders？Precisely［J］. Science, 2015, 348 (6234)：499－500.

［20］黄涛,杨超君,易善志,等. 精准医疗在精神领域中的应用现状与发展前景［J］. 中

国继续医学教育,2018,10(23)：61－64.

［21］Pich E M, Vargas G, Domenici E. Biomarkers for antipsychotic therapies［J］. Handb Exp Pharmacol, 2012, 212：339－360.

［22］Gratton C, Kraus B T, Greene D J, et al. Defining individual-specific functional neuroanatomy for precision psychiatry［J］. Biol Psychiatry, 2020, 88(1)：28－39.

［23］Quinlan E B, Banaschewski T, Barker G J, et al. Identifying biological markers for improved precision medicine in psychiatry［J］. Mol Psychiatry, 2020, 25(2)：243－253.

［24］Chenoweth M J, Giacomini K M, Pirmohamed M, et al. Global pharmacogenomics within precision medicine：challenges and opportunities［J］. Clin Pharmacol Ther, 2020, 107(1)：57－61.

［25］Insel T R. The NIMH Research Domain Criteria (RDoC) Project：precision medicine for psychiatry［J］. Am J Psychiatry, 2014, 171(4)：395－397.

［26］Shih P B. Metabolomics biomarkers for precision psychiatry［J］. Adv Exp Med Biol, 2019, 1161：101－113.

［27］Brainstorm C, Anttila V, Bulik-Sullivan B, et al. Analysis of shared heritability in common disorders of the brain［J］. Science, 2018, 360(6395)：eaap8757.

［28］Akbarian S, Nestler E J. Epigenetic mechanisms in psychiatry［J］. Neuropsychopharmacology, 2013, 38(1)：1－2.

［29］Cui D H, Peng Y M, Zhang C F, et al. Macrophage migration inhibitory factor mediates metabolic dysfunction induced by atypical antipsychotic therapy［J］. J Clin Invest, 2018, 128(11)：4997－5007.

第二章

双相障碍的临床表现

双相障碍也称双相情感障碍,是由躁狂/轻躁狂发作或相关症状与抑郁发作或相关症状交替出现的发作性心境障碍,这些发作也可表现为混合存在。双相障碍患者常在青少年时期出现前驱期症状,一般呈发作性病程。躁狂和抑郁常反复循环、交替或混合出现,并对患者的日常生活和社会功能产生不良影响;间歇期社会功能相对恢复正常。双相障碍的诊断主要依据临床现象学,确诊需要正确识别不同发作的核心"情感"症状,及其病程的"波动性"特征。在 ICD - 10、DSM - Ⅳ诊断体系中,双相障碍与抑郁障碍归为心境障碍,DSM - Ⅴ将双相障碍从心境障碍中独立出来,而 ICD - 11 仍将双相障碍作为心境障碍的一个亚类。双相障碍可与物质滥用、强迫症和人格障碍等共病,患者常伴有代谢综合征、甲状腺功能异常及多囊卵巢综合征等躯体疾病。

第一节　临床表现及分型

一、临床表现

（一）躁狂发作

患者通常表现为精神运动性兴奋状态，典型的临床症状为"三高"，即心境高涨、思维奔逸和意志行为增强。

1. 心境高涨

患者自我感觉良好，主观体验特别轻松愉悦，整日兴高采烈，有时甚至感到周围的环境"绚丽多彩"。患者这种高涨的心境具有一定的感染力，周围人常常能产生共鸣。部分患者以易激惹为核心特征，容易因小事而大发雷霆，甚至出现破坏及攻击行为，但常常又很快转怒为喜，心境极其不稳定。

2. 思维奔逸

患者表现为异常的思维联想速度加快和思维量增加，说话速度快，有时甚至自觉嘴巴跟不上脑子，说话时滔滔不绝，难以打断，严重的患者即使已口干舌燥、声音嘶哑，仍喋喋不休。自觉脑子反应加快，思潮丰富多变，但思维内容较浅薄，且凌乱不切实际，有时候会信口雌黄。由于患者注意力不集中，容易发生随境转移，思维常容易从一个主题很快转到另一个主题，有的患者可出现音联和意联。患者的思维内容通常与高涨的心境水平相一致，自我评价过高，表现为高傲自大，目中无人，认为自己是最厉害的，能力是最强的，有时可达到夸大妄想的程度。有时在情绪高涨的基础上出现关系妄想、被害妄想等，发作严重时可能会出现意识障碍，称为"谵妄性躁狂"。

3. 意志行为增强

患者出现精力过度旺盛，兴趣广泛，活动明显增多，爱管闲事等。整日忙碌但做事缺乏深思熟虑，虎头蛇尾，不计后果，任意挥霍钱财，例如随意将贵重物品赠送他人，可能会注重穿着打扮但并不得体，甚至奇装异服。有时为了博取周围人的注意,会乱开玩笑,甚至当众表演。喜欢指挥别人,蛮不讲理。喜欢社交,随便请客。例如,经常去酒吧等娱乐场所。行为轻率,搭讪异性,性欲增强。睡眠时间明显减少,即使较少睡眠仍自觉精力充沛,不知疲倦。

4. 躯体症状

患者常表现为基础代谢增加。例如,体检可发现双瞳轻度扩大,心率加快等。部分极度兴奋的患者因过度消耗而引起代谢紊乱,如失水、电解质紊乱、体重减轻,严重者可导致虚脱、器官衰竭等问题。

(二)轻躁狂发作

轻躁狂发作较躁狂发作临床症状轻。该类患者可有至少持续数天的心境高涨、精力充沛及行为增多,显著的自我感觉良好、注意力不集中、轻度挥霍行为、性欲增强、睡眠需要减少等;有时也可以表现为易激惹、高傲自大、行为较莽撞并造成不良后果。该类患者常不伴有幻觉、妄想等精神病性症状。患者社会功能可有轻度受损,因病情严重程度轻,不易被他人觉察。通常,家属或知情者能感觉到患者与正常状态的区别,而患者本人缺乏自知力。

(三)抑郁发作

患者表现为精神运动性抑制状态,其临床特征主要表现为"三低",即心境低落、思维迟缓及意志活动减退,也可伴有认知功能损害和躯体症状。

1. 心境低落

患者出现显著且持久的情感低落。患者终日郁郁寡欢、忧心忡忡,无法高兴起来。对任何事情都缺乏兴趣,感觉活着没有意思,提不起劲来。严重者可感到痛不欲生、悲观、孤独及无助,甚至会觉得度日如年,生不如死。部分患者可伴有焦虑、激越等症状,更年期和老年期患者的抑郁症状更为明显。典型的抑郁心境具有"昼重夜轻"的节律改变。

2. 思维迟缓

患者表现为思维联想速度明显减慢,反应迟钝,自觉"脑子像是生锈了一样"。交流时可发现患者言语减少(包括主动性及被动性),语速明显减慢,对答时声音较低沉,回答困难;严重者无法进行正常交流。患者还可表现为自我评价下降,自觉不如他人,常产生无望和无价值感。患者常觉得自己拖累了家人,连累了家庭,严重者会觉得现在的疾病正是对过去犯下"错误"的惩罚,甚至出现罪恶妄想等思维内容障碍。部分患者可对许多琐事记忆深刻,表现出"病理性记忆力增强",并对既往事件进行负性解释。患者还可以出现幻觉,以幻听多见。

3. 意志活动减退

患者意志要求受到显著而持久的抑制,表现为生活懒散、被动,不修边幅,不愿做事,不愿意与人交往,甚至连简单的生活琐事,如起床、叠被子、刷牙、洗澡都难以完成。不愿意参加平时感兴趣的活动,常一人独居角落,严重者甚至发展为不语、不动及不食,可达木僵状态,称为"抑郁性木僵(depressive stupor)"。伴有焦虑的患者可有坐立不安、搓手顿足、小动作增多等表现。患者常伴有消极自杀的观念,认为生命没有意义,看不到未来,有的甚至出现自杀行为,认为只有死亡才能解决所有的事情。

4. 认知功能损害

患者存在认知损害,主要表现为语言流畅性差、记忆力下降、注意力不集中、反应时间延长、警觉性及敏感性增高、抽象思维能力及动手能力差、学习或工作难以坚持。认知功能损害可导致患者社会功能受损,从而进一步影响患者远期预后。有学者研究发现,抑郁症患者在高级认知过程中,空间处理能力、逻辑推理分析、思维灵活性等方面均受到损害,从而导致患者环境适应能力下降。

5. 躯体症状

患者主要表现为睡眠障碍、食欲及性欲下降、体重减轻、阳痿或闭经等。其中睡眠障碍可表现为入睡困难、睡眠难以持久以及早醒,尤以早醒最为显著,醒后便不能再次入睡,这对抑郁发作具有特征性意义。非典型抑郁的患者可表现为贪吃、贪睡、体重增加、人际关系敏感及灌铅样麻痹等。患者常伴发身体不适感,可以涉及诸多脏器或者系统,例如常见的乏力或身体疼痛症状;还可以出现例如恶心、呕吐、心悸、胸闷、出汗及排尿增多等自主神经功能失调的症状。对于存在躯体症状的患者应首先做相应检查,排除躯体疾病。

(四) 混合发作

混合发作(mixed episode)的患者临床表现中既有符合躁狂或轻躁狂发作

的症状,又有符合抑郁发作的症状。这些症状同时发生或者快速转换(每天或1天之内),至少2周内几乎每天如此,但如果因药物等治疗手段的干预而导致相应病程缩短,也可作此诊断描述。症状可以影响患者的社会功能、日常生活、社交及工作等方面。需要注意,这些症状并非其他疾病所致(如脑肿瘤、甲亢等),也并非受某种物质或药物的影响(如苯二氮䓬类药物),包括精神活性物质的戒断反应(如可卡因等)。当抑郁占主导时,患者躁狂或轻躁狂症状常可表现为易激惹、思维奔逸或意念飘忽、言语急促、活动增多及睡眠减少等;当躁狂或轻躁狂占主导时,其抑郁症状常可表现为烦躁或抑郁心境、快感消失、自杀意念以及精神运动性迟滞等。不稳定的混合发作中,抑郁症状和躁狂/轻躁狂症状之间可快速转换,这种起伏可表现在心境、心境反应性以及认知功能等多个维度。

(五) 共病

双相障碍可以与精神科其他疾病共病,并对双相障碍的病程和预后产生诸多不良影响。常见的共病有物质滥用、焦虑障碍、进食障碍及人格障碍等。其中,与焦虑谱系障碍的共病最为常见,其次为物质滥用。当双相障碍患者共病焦虑障碍或物质滥用时,患者对心境稳定剂的治疗反应较差,疾病缓解期缩短,个人的生活质量和社会功能受损会更为突出。双相障碍还常与躯体疾病共病,主要为内分泌代谢性疾病。例如,糖尿病、代谢综合征等;其他躯体疾病包括心血管疾病、疼痛障碍及自身免疫性疾病等。

(六) 特殊人群的临床表现

1. 儿童和青少年期双相障碍

儿童和青少年期特殊的临床特征主要为易激惹、高度不稳定的心境改变和行为冲动性,容易和注意缺陷多动障碍共病。典型的心境障碍发作病程较为少见,多表现为慢性过程。该类患者抑郁发作时其症状较易被识别,但躁狂症状则复杂多变,较成年人不典型。行为障碍突出明显,常具有攻击破坏行为,容易误诊或漏诊。儿童青少年双相障碍常可伴有精神病性症状,但随着时间推移,情感的核心症状越来越明显且突出。

2. 老年期双相障碍

老年患者抑郁发作时,除了情绪低落,容易出现焦虑情绪、烦躁不安及敌对性,躯体症状及精神运动性抑制较年轻患者更为明显,严重者可出现"抑郁性假性痴呆",表现为类似于痴呆的临床表现。但是,当患者抑郁情绪好转时,其认知功能也可能有相应恢复。老年躁狂发作患者多起病急,但心境高涨、思维奔逸等表现不典型,易激惹、情感不稳定更为突出,可能会缺乏感染力。如果起病年龄较晚,例如在 65 岁以后首次出现躁狂发作,需要完善相关辅助检查明确是否存在器质性病变的可能。

3. 妊娠期、产后及绝经期双相障碍

女性患者在妊娠期容易出现病情加重,并且产后的复发风险也相应增加。进入更年期后,由于激素水平下降也容易出现病情复发。

二、临床分型

目前,各个诊断分类系统对于双相障碍的临床分型不尽相同。ICD-11 中双相障碍属于"心境障碍"分类中的亚类,主要分为:双相障碍Ⅰ型、双相障碍Ⅱ型和环性心境障碍。而 DSM-Ⅴ中双相障碍的概念扩大为双相谱系障碍,并且将"双相及相关障碍"独立成章,主要分为:双相障碍Ⅰ型、双相障碍Ⅱ型、环性心境障碍、物质/药物所致双相及相关障碍、其他躯体疾病所致双相及相关障碍、其他特定的双相及相关障碍以及未特定的双相及相关障碍。

(一) ICD-11 双相障碍诊断分型

双相及相关障碍是包括躁狂发作、混合发作、轻躁狂发作或相关症状在内的一类发作性心境障碍。典型特征是在全病程中,上述发作与抑郁发作或抑郁症状交替出现。值得注意的是,单次躁狂或轻躁狂发作不再单独诊断。

1. 双相障碍Ⅰ型

典型病程特征是反复抑郁发作、躁狂发作或混合发作,病史中至少要有 1 次躁狂发作或混合发作。ICD-11 指出应对目前心境发作的类型、目前抑郁发作的严重程度、有无精神病性症状、缓解程度进行分类标注。

双相障碍Ⅰ型主要分为以下几类(见表 2-1-1)。

表2-1-1 双相障碍Ⅰ型的分类

分 类	临 床 症 状
6A60.0 双相障碍Ⅰ型	目前躁狂发作,不伴精神病性症状
6A60.1 双相障碍Ⅰ型	目前躁狂发作,伴有精神病性症状
6A60.2 双相障碍Ⅰ型	目前轻躁狂发作
6A60.3 双相障碍Ⅰ型	目前抑郁发作,轻度
6A60.4 双相障碍Ⅰ型	目前抑郁发作,中度,不伴精神病性症状
6A60.5 双相障碍Ⅰ型	目前抑郁发作,中度,伴有精神病性症状
6A60.6 双相障碍Ⅰ型	目前抑郁发作,重度,不伴精神病性症状
6A60.7 双相障碍Ⅰ型	目前抑郁发作,重度,伴有精神病性症状
6A60.8 双相障碍Ⅰ型	目前抑郁发作,未特定严重程度
6A60.9 双相障碍Ⅰ型	目前混合发作,不伴精神病性症状
6A60.A 双相障碍Ⅰ型	目前混合发作,伴有精神病性症状
6A60.B 双相障碍Ⅰ型	目前部分缓解,最近为躁狂或轻躁狂发作
6A60.C 双相障碍Ⅰ型	目前部分缓解,最近为抑郁发作
6A60.D 双相障碍Ⅰ型	目前部分缓解,最近为混合发作
6A60.E 双相障碍Ⅰ型	目前部分缓解,最近为未特定发作
6A60.F 双相障碍Ⅰ型	目前完全缓解
6A60.Y 其他特定的双相障碍Ⅰ型	—
6A60.Z 双相障碍Ⅰ型	未特定

2. 双相障碍Ⅱ型

典型特征为至少分别有1次明确的轻躁狂发作史和1次明确的抑郁发作史或者复发性抑郁发作,既往无躁狂发作或混合发作。ICD-11指出应对当前心境发作的类型、目前抑郁发作的严重程度、有无精神病性症状、缓解程度进行分类标注。

双相障碍Ⅱ型主要分为以下几类(见表2-1-2)。

表2-1-2 双相障碍Ⅱ型的分类

分　类	临　床　表　现
6A61.0 双相障碍Ⅱ型	目前轻躁狂发作
6A61.1 双相障碍Ⅱ型	目前抑郁发作,轻度
6A61.2 双相障碍Ⅱ型	目前抑郁发作,中度,不伴精神病性症状
6A61.3 双相障碍Ⅱ型	目前抑郁发作,中度,伴有精神病性症状
6A61.4 双相障碍Ⅱ型	目前抑郁发作,重度,不伴精神病性症状
6A61.5 双相障碍Ⅱ型	目前抑郁发作,重度,伴有精神病性症状
6A61.6 双相障碍Ⅱ型	目前抑郁发作,未特定严重程度
6A61.7 双相障碍Ⅱ型	目前部分缓解,最近为轻躁狂发作
6A61.8 双相障碍Ⅱ型	目前部分缓解,最近为抑郁发作
6A61.9 双相障碍Ⅱ型	目前部分缓解,最近为未特定发作
6A61.A 双相障碍Ⅱ型	目前完全缓解
6A61.Y 其他特定的双相障碍Ⅱ型	—
6A60.Z 双相障碍Ⅱ型	未特定

3. 双相障碍可能出现的标志性症状

(1)伴焦虑症状:除目前的心境发作外,在过去2周存在突出的焦虑症状,则可使用该标志性症状。但如果在目前抑郁发作病程中出现惊恐发作,需要另行评估和诊断。如果同时满足抑郁发作和焦虑及恐惧相关障碍的诊断要求时,可以同时作诊断。

(2)伴惊恐发作:除目前的心境发作外,在过去1个月内出现复发性惊恐发作(至少2次),则适用该标志性症状。如果在抑郁发作的病程中,出现了意料之外的惊恐发作,但不是针对抑郁思维的反应,则应单独诊断惊恐障碍。

（3）目前，抑郁发作持续存在：若当下符合抑郁发作的诊断标准，且在过去的 2 年内一直符合该标准，则可用本标志性症状。

（4）目前，抑郁发作伴抑郁特征：在目前抑郁发作的背景下，过去 1 个月内病情最严重的时候存在以下数个症状：对通常感到愉快的活动丧失兴趣或愉快感；对通常令人愉悦的刺激或环境缺乏情绪反应；比平常早醒至少 2 小时或以上；抑郁症状在早晨加重；显著的精神运动性迟滞或激越；显著的食欲减退或体重减轻。

（5）围产期抑郁发作：若心境发作开始于妊娠期或产后几个月，则可用本标志性症状。但不适用于描述产后不久出现的轻度、短暂的、不符合抑郁发作诊断要求的抑郁症状。

（6）伴季节性特征：至少有一种心境发作的发生和缓解具有规律的、季节性特征的双相障碍。绝大多数相关的心境发作具有季节性特征。季节性特征不同于下述巧合的情况，即与特定心理应激相关的心境发作。该心理应激在每年的特定时间规律发生（如季节性失业）。

（7）伴快速循环特征：适用于以频繁心境发作（至少 4 次）为特征的双相障碍（Ⅰ型和Ⅱ型），在过去的 12 个月内至少有 4 次心境发作。某些心境发作的时间可能短于双相障碍的病程。但是，如果抑郁和躁狂症状快速交替（即每天转换或在一天之内转换），则应诊断为混合发作，而不是快速循环。

4. 环性心境障碍

患者存在长期（≥2 年）的心境不稳定，表现为大量的轻躁狂期和抑郁期；轻躁狂期的严重程度或病程可能满足、也可能不满足其诊断要求；抑郁期的严重程度和病程从未满足其诊断要求。患者多数时间存在心境症状，从未出现稳定的缓解期（指稳定状态持续≥2 个月）；患者无躁狂发作或混合发作史；患者的症状不能用其他疾病解释，如甲亢、物质滥用等；患者重要领域功能受损或通过额外的努力才能维持功能。

（二）DSM - V 双相障碍诊断分型

1. 双相障碍Ⅰ型

至少曾有一次躁狂发作；躁狂或抑郁发作都不能归类于分裂情感性障碍、精神分裂症、分裂样精神障碍、妄想性精神障碍等，或其他特定或非特定的精神病性障碍。

2. 双相障碍Ⅱ型

至少曾有一次轻躁狂发作和抑郁发作；从无躁狂发作史；轻躁狂或抑郁不能归类于分裂情感性障碍、精神分裂症、分裂样精神障碍、妄想性精神障碍、其他特定或非特定的精神病性障碍。

3. 环性心境障碍

在 DSM-Ⅳ 诊断系统中，环性心境障碍归类于持续性心境障碍，并未将其划分为双相相关障碍；而在 DSM-Ⅴ 诊断系统中，明确了"环性心境障碍"属于双相及相关障碍。环性心境障碍是指心境持续不稳定，包括轻度情绪低落和轻度情绪高涨时期。通常，患者的心境起伏与生活事件无关。这种心境不稳定通常开始于成年早期，呈慢性病程，但不代表患者没有稳定的正常心境，有时患者也可以存在心境稳定数月的情形。需要注意的是，心境持续不稳定，但没有任何一次发作在严重程度或持续时间等要素上符合双相障碍的诊断标准，病程要求为成年人中至少持续 2 年，儿童和青少年患者持续 1 年。

4. 物质/药物所致双相及相关障碍

物质/药物所致双相及相关障碍是指患者在服用精神活性物质、药物或接受某种治疗后出现符合躁狂发作、轻躁狂发作或抑郁发作诊断标准的临床表现，且这种反应超过了药物或治疗应有的生理反应。

5. 其他躯体疾病所致双相及相关障碍

其他躯体疾病所致双相及相关障碍是指某些躯体疾病导致的出现符合躁狂发作、轻躁狂发作或抑郁发作诊断标准的临床表现。从病史、体检及辅助检查等证据提示患者出现的情感症状源于某种躯体疾病。常见引起双相障碍症状的有库欣（Cushing）病、甲状腺功能紊乱等内分泌系统疾病，自身免疫性疾病如多发性硬化，以及卒中等中枢神经系统疾病等。

6. 其他特定的双相及相关障碍

其他特定的双相及相关障碍主要是指有抑郁障碍病史，且除不符合连续 4 天发作时间外，完全符合轻躁狂诊断标准的个体；以及那些虽然连续 4 天或以上存在轻躁狂症状，但症状条目过少不足以满足诊断标准的个体。

（彭代辉）

第二节　抑郁发作

抑郁障碍临床症状丰富,不同年龄、性别、文化背景、受教育程度以及疾病状态下可有不同的表现形式。主要的临床表现包括心境低落、思维障碍、意志活动减退、认知功能损害和躯体症状。

一、心境低落

心境低落为抑郁发作的核心症状,主要表现为显著而持久的情绪低落。程度较轻的患者会闷闷不乐、提不起兴趣、愉快感缺失;程度较重的患者可眉头紧皱、垂头丧气、感到悲观、度日如年、长吁短叹,觉得有乌云笼罩的感觉,常主诉"活着没有意思"等。某些患者的抑郁心境会呈现出"昼重夜轻"的生物节律改变,即早晨情绪低落最为明显,傍晚情绪低落有所减轻,这种典型的节律性改变可帮助疾病诊断。需要注意的是,也有少数患者会压抑内心痛苦,交流接触时面带笑容,称为"微笑性抑郁"。此类型容易漏诊,并有较高的自杀风险。

二、思维障碍

1. 思维联想障碍

患者自述感觉自己的思维被抑制了、难以思考问题,脑子反应迟钝、思维闭塞、言语交流简单,主诉"脑子好像是生了锈的机器"一样。对事情的决策能力降低,优柔寡断、犹豫不决。临床上,可见患者主动性言语减少、语速较慢、语音低沉、对答困难,严重者甚至无法进行正常交流。

2. 思维内容障碍

患者抑郁发作时的思维内容多表现出消极、悲观的倾向,与其抑郁情绪相关。患者可出现明显的"三无"症状,即"无用感、无助感和无望感"。无用即自我评价降低、自我感受差,认为自己的生活毫无价值、一无是处,认为自己只会给别人带来麻烦,给家庭和社会带来了负担,连累了家人和社会,甚至对自己既往的微小过失或者错误自责;无助即感到自己无能为力、孤立无援,无法求助于他人,他人也无法帮助自己,对自己的未来和治疗失去信心;无望即认为自己没有出路、没有希望,前途一片渺茫,并预见自己工作失败、经济崩溃、家庭不幸和健康恶化等。部分患者可因躯体不适而多思多虑,怀疑自己罹患躯体疾病,甚至某种绝症等;患者亦可出现关系妄想、贫穷妄想及被害妄想等思维内容障碍;部分患者还可出现幻觉,以幻听多见。

严重时患者甚至会出现自杀观念,觉得"生活没有意义","结束自己的生命是一种解脱"或"自己是多余的",最终可发展为自杀行为。有些患者在自杀前表现出病情好转的现象。例如,微笑、愿意与人交流等情况。部分自杀未遂患者,在日后生活中还会反复寻求自杀机会,直至实施成功。需要注意的是,某些患者在抑郁情绪好转后,仍有自杀观念,可能实施自杀行为。

三、精神运动性迟滞或激越

患者可表现为生活被动疏懒、动作迟缓,常疏远他人、回避社交;严重者或整日卧床、闭门独居、不愿外出、兴趣减退,不参加以前喜欢的活动。重症患者可能出现不顾个人卫生,甚至不语、不动及不食,最终发展为木僵状态。精神运动性激越的患者则相反,主要表现为脑海中反复思考一些漫无目的的事情或问题,说话无条理,大脑处于持续紧张状态;但是由于无法集中注意力而出现思考效率下降,创造性思考减少;在行为上可表现为烦躁紧张,出现搓手顿足或坐立不安等症状,甚至出现冲动行为或激越行为。

四、认知功能损害

患者主要表现为近事记忆力降低,如忘记刚刚发生的事情、忘记刚搁置东西的位置等;也可表现出负性记忆病理性增强,如难忘让自己伤心的事情等。其次是注意障碍,如注意力下降、应答时间延长、容易分心及加工处理信息能力减退;或表现为注意固定,常将注意力固定于病态观念或妄想而难以自拔。此外,抽象思维能力、学习能力和语言流畅性均出现下降,空间知觉及思维灵活性等能力也因此受到损害。既往认为这种抑郁性认知功能减退是一过性的、暂时的,当抑郁症状缓解后认知损害可恢复到病前正常水平。但近期的研究发现,患者的某些认知损害在抑郁情绪缓解后仍然存在,不会随着抑郁症状的缓解而恢复。认知功能损害与抑郁症的关系需要进一步研究。

五、躯体症状

躯体症状可能涉及全身各个系统。部分患者首次起病以躯体症状为首发症状。这类患者多在综合医院各科就诊,但相关检查常无阳性结果。特征性的躯体症状主要包括睡眠、进食与性功能症状。睡眠障碍可表现为入睡困难、睡眠难以持久以及早醒。早醒为相对特异性的症状,早醒后难以再入睡是抑郁发作的典型表现之一;有些患者则表现为入睡困难、眠浅或多梦;少数非典型特征的抑郁症患者则可能出现贪睡。体重异常主要表现为体重减轻,患者体重减轻的程度与食欲减退不一定成比例,部分患者也可表现为贪吃、体重增加。性功能障碍可以是性欲减退或完全丧失,有的患者主诉虽然勉强维持性行为,但无法从中体验到快感。女性患者会出现月经紊乱、闭经等症状。

六、特殊人群的抑郁发作特征

1. 老年患者

患者的临床表现往往不太典型,病程多为慢性病程。特殊的临床表现主要有情感较脆弱、情绪不稳定、波动大,而患者通常不能很好地表述忧伤情绪。伴发神经科及躯体疾病的比重大,躯体不适主诉较其他年龄层患者更为突出,疑病观念较多,甚至发展为疑病妄想、虚无妄想等;特征性的躯体症状例如体重变化、早醒、性欲减退等因年龄因素反而变得不突出。部分老年期患者表现为激惹性增高,出现攻击行为、敌对行为等,或者出现较年轻患者更为明显的精神运动性抑制。老年患者因年龄问题思维联想速度减慢、记忆力下降,认知功能损害症状可能更严重,甚至出现类似痴呆的表现,如记忆力、理解力、计算力和判断力减退,需要注意与痴呆的认知功能缺损相鉴别。

2. 儿童和青少年患者

儿童和青少年由于年龄较小,无法充分描述自身情绪及感受,常通过行为来表达,出现厌烦、孤僻或者愤怒、冲动毁物、自伤等。除了心境低落、兴趣减低、自我评价下降,还可伴有精神运动性抑制,表现为脑子反应缓慢,言语和行为动作减少,不愿与小朋友相处玩耍,还可出现食欲下降、乏力和睡眠障碍。学龄前期的幼儿出现对游戏失去兴趣,有违拗、攻击或退缩行为,与其他儿童交往困难,出现睡眠和饮食问题;小学期的儿童会出现不愿意上学,躯体化症状如腹痛、头痛等,还可以出现恐惧、分离焦虑、大喊大叫甚至攻击行为;青少年期的女孩可出现进食障碍,男孩可出现躯体攻击,也可以出现自残行为、酒精或物质滥用、反社会行为如偷窃、撒谎及伤害他人等。

3. 女性患者

女性患者的抑郁主要分为月经期抑郁、孕产期抑郁及更年期抑郁。月经期抑郁即女性在月经期前后出现情绪不稳定,常表现为易激惹或其他心理和行为模式的改变;经前期综合征是育龄期妇女在月经来潮前出现的一系列精神和躯体症状,随月经来潮而逐渐消失;孕产期抑郁多发生在孕期和产后 4 周以内,若能达到抑郁症的诊断标准即可诊断。更年期抑郁是指更年期妇女卵巢功能减退、垂体功能亢进、促性腺激素分泌过多而出现的一系列精神心理、神经内分泌和代谢等方面的变化,引起各器官系统的症状和体征,主要症状有抑郁、焦虑、偏执和睡眠障碍等;血管运动障碍症状如发热、忽冷忽热、大汗(潮热)、胸闷气短、心悸和血压升高等;泌尿生殖系统症状如压力性尿失禁、尿频、尿急、性欲减退及性交疼痛等;代谢相关症状如肥胖、关节疼痛、骨质疏松等。

(彭代辉)

第三节　躁狂/轻躁狂发作

躁狂发作主要表现为心境高涨或易激惹,可有相应的认知和行为改变,严重者可出现幻觉、妄想等精神病性症状,大多数患者有反复发作倾向。典型的躁狂发作临床症状表现为"三高"，即心境高涨、思维奔逸和意志行为增强，属于精神运动性兴奋状态，可伴有夸大观念或妄想以及冲动行为，并有不同程度的社会功能损害，可给自己或他人造成危险及不良后果。躁狂发作根据发作的程度分为轻躁狂发作和躁狂发作。

一、躁狂发作

1. 心境高涨

心境高涨是躁狂发作最为核心的症状。患者常表现为异乎寻常的心情高兴，整日笑容满面，自我感觉良好，自觉整个人精神焕发，神采奕奕，对很多事情都兴致勃勃，每天过着无忧无虑的生活，看起来十分积极乐观，生龙活虎，精力充沛，干劲十足。这种心境高涨可有相当的感染力，症状轻时常常不能被周围人所识别，但其家人或对患者很熟悉的人常可发现异常。部分患者心境高涨表现不典型，而以易激惹为主，表现为常为小事发脾气。这种易激惹很容易转化为愤怒。严重者可有冲动或攻击性行为，持续时间较短，常常又很快由发怒状态转变为欢喜或赔礼道歉，情绪阴晴不定，变幻莫测。

2. 思维奔逸

思维奔逸是指联想过程明显加速，思潮澎湃，内容丰富生动。患者表现健谈，讲话时语速非常快，甚至滔滔不绝，难以被他人打断。概念一个接一个不断涌现出来，自感说话速度远跟不上思维的速度，常因说话过多舌敝唇焦、气竭声嘶，但仍讲个不停。自觉脑子聪明、思维敏锐、特别灵活，好像机器加了"润滑油"，思维内容非常丰富，但说话内容较为肤浅，漫无边际、信口开河。常伴有随境转移。患者虽主动和被动注意力均有增强，但持续时间较短，思维活动容易受周围环境变化的影响，讲话内容从一个主题快速转到另一个主题。有的患者由于思维发展过快，导致言语加速也赶不上去，联想逻辑就越表浅，说出的话便成了中断没有联系的语句，或者词与词之间只有一些偶然的联系，很不连贯，可能会出现音韵联想（音联）和字意联想（意联），但仔细分析会发现患者的讲话内容还是有一定联系的，需注意与思维破裂区分。由于患者在很大程度上缺乏自知力，因此常可出现夸大观念，认为自己家财富有、腰缠万贯、地位显赫、才华出众、神通广大等，甚至达到妄想的程度。有些患者相信自己是先知,能预测未来或者在重大问题上能为国家出谋划策。有时也可在夸大的基础上出现被害妄想、关系妄想等,认为人们会因为他们特别重要而嫉妒,对自己进行密谋迫害,但妄想症状一般持续时间不会太久。部分患者可表现出"病理性记忆增强",讲话时常常注重许多细枝末节、繁杂琐碎,记忆的时间常失去正确的分界,以致与过去的记忆混为一谈而无连贯性。当发作极为严重时,患者可出现极度兴奋躁动,甚至出现短暂、片段的幻听,思维散漫,同时伴有冲动行为;也可出现意识障碍,存在错觉、幻觉及思维不连贯等症状,称为"谵妄性躁狂"。

3. 意志行为增强

躁狂发作时,患者常表现为体力旺盛,精神十足,自觉精力充沛,浑身有使不完的劲儿,无疲倦感。兴趣较平时明显增加,比以往更愿意活动交际,忍耐不住,不停忙碌。经常着手于很多活动,自我感觉什么事情都能干,想做大事、有所作为,当有新事物引起其好奇心时就会扔下未完成的事情。因此,往往做事有始无终、虎头蛇尾,最终事事无成。喜欢热闹、人多的场合,愿意交往,与多年不来往的亲友或生人见面仍过分热情,一见如故;爱管闲事,愿意打抱不平。注重穿着打扮,但是搭配可能并不得体。意见多、要求多,爱挑剔指责他人。行为轻率,对自己的行为缺乏正确的判断,如有的患者好花钱,经常请客、追求享乐、挥霍无度,购买他们远远不能支付的昂贵物品,不计后果、不负责任;经常去娱乐场所,爱与异性接触,举止行为轻浮不检点,自控力差,情绪激动时容易出现冲动言语或行为。

4. 认知功能损害

双相障碍患者大多存在一定的认知功能障碍,在发病的急性期有几个认知区域受到损害。而躁狂发作的患者表现出最广泛的损害,如Ⅰ型双相障碍患者的执行功能缺陷在躁狂发作期间最为明显,尤其与患者的思维联想障碍相关。同时,躁狂患者认知控制能力也有一定受损,主要体现在早期冲突觉察监控阶段以冲动性为主。不同形式的冲动可能与包括反应抑制(抑制或取消行为反应的能力)在内的认知控制缺陷有关。但与精神分裂症患者相比,双相障碍躁狂发作患者表现出的认知功能损害程度较轻。

5. 伴随症状

患者自我感觉良好,很少有躯体不适的主诉;面色红润、容光焕发、双眼有神,体格检查可有瞳孔轻度扩大、心率加快,且有交感神经亢进的症状。患者躁狂发作时常有睡眠需求减少,每天只需要睡 2~3 个小时,醒后依然精力旺盛,早早起床打扫卫生或走亲访友,丝毫无疲倦感。有的患者可表现食欲增加、性欲亢进,对配偶或伴侣可能出现性行为没有节制,甚至在不适当的场合出现与人过分亲昵的行为。由于患者过度兴奋、活动增多、入量不足,使体力过度消耗,可出现体重减轻,严重者容易引起脱水,导致虚脱、衰竭。通常情况下,患者对疾病缺乏自知力。

二、轻躁狂发作

躁狂发作可有不同的严重程度,临床表现较轻者称为轻躁狂,在临床上比较常见。轻躁狂发作主要核心表现是情感高涨,容易被惹怒。这种高涨或惹怒的程度达到异常的状态,并至少持续 4 天。患者有显著的自我评价高,主观感受到的精力充沛,坐卧不宁,注意力不集中且不持久,易受周围事物吸引而随境转移,社交活动增多,睡眠需要比平时少,只需要睡很少的时间就能恢复活力,性欲增强,有轻度挥霍行为。有的患者表现为易激惹,行为较莽撞,但不伴有幻觉、妄想等精神病性症状。轻躁狂患者的临床症状严重程度较轻,有时达不到影响社会功能或职业功能的程度。一般没有住院治疗的必要性,且不易被一般人察觉,但其家属和了解患者的人通常可以发现这种不正常的状态,患者缺乏一定的自我控制能力。在认知功能上,轻躁狂发作的患者在言语学习和工作记忆方面可受到更多的损害。

三、特殊人群躁狂发作特征

1. 儿童和青少年患者

儿童和青少年患者的躁狂发作往往不典型,临床症状复杂多样。如儿童在一些场合快乐、发呆是正常的。儿童患者的思维活动比较简单,情绪和行为症状也较为单调。有的儿童或青少年患者会同时做许多事情。当躁狂发作时不听家长、长辈或老师的安排,情绪容易激动,常常发脾气或吼叫,对周围人的要求增多。如果这些症状反复出现,行为障碍特别突出,与现实情况不协调,情感症状越来越明显,应考虑这些症状是否符合躁狂发作的标准。

2. 老年患者

老年患者躁狂发作起病较急,临床症状多表现为易激惹、兴奋躁动、言语啰唆、狂妄自大及倚老卖老等,存在夸大观念,甚至达到夸大妄想的程度,患者的表现常幼稚和愚蠢,而情感高涨、意念飘忽及活动增多等表现多不明显,病程较为迁延。平时早起的老年患者渐渐变得懒散,会越来越不注意个人卫生等。老年患者躁狂发作也可出现认知指标的降低,对于年龄较大(>65 岁)、首次出现躁狂症状的老年患者应首先排除脑器质性疾病的可能。

3. 女性患者

研究发现,女性患者在躁狂发作期间更多表现为思维奔逸和随境转移,夸大自己、冒险行为等表现较少,与男性患者的表现存在一定差异。

(刘晓华、刘婉莹)

第四节　混合状态与混合发作/特征

一、概述

Kraepelin 在 19 世纪末首次提出混合状态。他将抑郁状态和躁狂状态共存现象称作混合状态,包括伴思维飘忽的抑郁症、兴奋型抑郁症、抑郁-焦虑型躁狂、伴思维贫乏的少动型躁狂症、抑制性躁狂症和躁狂型木僵。双相障碍混合状态临床症状复杂,与无混合特征的情感障碍相比,误诊率高、识别率低,是精神科较难诊断的疾病亚型之一。关于混合特征的概念及定义众说纷纭,尚无一致性诊断标准。ICD - 11 中定义混合特征是指在至少一个星期内,大部分时间躁狂和抑郁症状混合出现或迅速交替出现。DSM - Ⅳ - TR 定义为同时符合躁狂及抑郁诊断标准至少持续 7 天。此标准在 DSM - Ⅴ 中大幅修改,取代 DSM - Ⅳ - TR 混合发作亚型,具有至少 3 个相反极性心境标注为伴有混合特征,可对双相障碍 Ⅰ 型、Ⅱ 型甚至抑郁症诊断进行标注。相较于 ICD‐11、DSM‐Ⅳ‐TR,DSM‐Ⅴ的混合特征诊断范畴更为广泛,采用特征性说明标识了某些需要关注的临床特征,将具有亚临床躁狂、抑郁的混合状态标注为"伴混合发作特征",其纳入了阈下及未重叠的混合发作状态,桥接抑郁症和双相障碍诊断维度,符合临床实践的要求,其识别混合特征的数量为依靠 DSM‐Ⅳ‐TR 诊断的 3 倍,可有效提高双相障碍的识别率与诊治率。

二、临床表现

混合发作/特征是指患者符合躁狂或轻躁狂发作诊断标准时的多数日子里存在抑郁发作/抑郁症状;或者在符合抑郁发作诊断标准的大多数日子里存在躁狂、轻躁狂发作/症状。混合发作的特征是兴奋心境、易激惹、愤怒、惊恐发作、言语压力感、激越、自杀意念、严重失眠、夸大和性欲增加、被害妄想等症状同时存在。根据研究报告,躁狂发作伴有下列 2~4 条症状时,可以考虑为混合发作,如绝望、无助感、疲劳、动力缺乏、自责、自杀念头及冲动。50%的双相障碍患者在一生的某个时段会发生混合发作。混合发作多见女性,尤其是有抑郁素质和心境恶劣者。

伴混合特征患者临床表现复杂(见表 2‐4‐1)。许多研究结果表明躁狂发作伴混合特征与抑郁发作伴混合特征相较于单一情感障碍的起病年龄更早。与单一躁狂发作相比,躁狂伴混合特征患者情感发作次数更多,病程更长,功能损害更严重。除此之外,曾经有过混合发作的患者相较无混合特征患者发作间期更短、出现自杀企图行为更多、与物质滥用共病率更高。躁狂发作伴混合特征与无混合特征相比较,情绪更不稳定、易激惹、快感缺乏,情绪不稳定时间越长,参加愉快的活动次数越少,夸大妄想、睡眠需求量减少等躁狂症状越不显著,同时出现烦躁不安、焦虑、过多自罪感、自杀等抑郁症状。抑郁发作伴混合特征患者则以易激惹、情绪不稳定、认知活动增多(注意力分散、精神活动过速)、精神运动活动增多(坐立不安、冲动行为、滔滔不绝谈话)为核心症状。女性更容易出现阈下躁狂或伴混合特征。并且,抑郁发作患者出现精神运动性激越可能是躁狂的指标之一。研究表明有精神运动性激越的抑郁症患者转躁率是无精神运动性激越患者的 3 倍。

表 2-4-1 躁狂/轻躁狂、抑郁发作及伴混合特征患者的临床特征

症 状 学	躁狂/轻躁狂发作	抑郁发作	伴混合特征
主观心境	高涨	低落	变化不定
快感度	参加愉快性活动增加	快感缺乏	两者混合出现
思维内容	夸大	无价值感、自罪	变化不定
言语	词语量、节奏、音量增加	词语量、节奏、音量减少	不一致,例如,抑郁心境交谈困难
行为	冒险行为	自杀行为	混合,又如,心境高涨伴随自杀意念
能量	增加	减少	增加或减少
睡眠	需求量减少	早醒	严重紊乱
思维过程	思维奔逸	思考、注意力集中困难	不一致,例如,抑郁心境伴思维奔逸
食欲、体重变化	进餐节律紊乱	下降	严重紊乱
病程	躁狂:7天;轻躁狂:4天	14天	无严格病程标准
伴混合特征的诊断标准	躁狂、轻躁狂发作时符合3个抑郁特征	抑郁发作时符合3个躁狂特征	轻躁狂伴混合特征:双相障碍Ⅰ型或Ⅱ型 躁狂伴混合特征:双相障碍Ⅰ型 抑郁发作伴混合特征:双相障碍Ⅰ型或Ⅱ型、抑郁症
功能	轻躁狂:功能部分损害,但无须住院;躁狂:功能严重损害,可能需要住院	根据轻、中、重抑郁症状功能损害程度不同	根据诊断不同功能损害程度不同

(一) 心境状态不稳与易激惹

躁狂、轻躁狂发作时出现抑郁心境、兴趣与快感缺乏、精力不足等抑郁症

状;抑郁发作时出现心境高涨、自尊心膨胀、健谈、思维奔逸等躁狂症状。受到外界刺激或压力时容易发怒,对周围人充满敌意,抑郁发作同时伴情绪易激惹的患者往往容易被误诊。

(二) 妄想

严重的躁狂和抑郁障碍患者可出现与心境状态一致的妄想,如抑郁患者的贫穷妄想、罪恶妄想等、躁狂患者的夸大妄想等。但伴混合特征的患者可表现与心境不一致的妄想,如伴混合特征的抑郁障碍在抑郁状态下可出现夸大妄想。

(三) 躯体症状

1. 睡眠、食欲及体重改变

伴混合特征的患者经常出现睡眠、食欲及体重改变,可出现与躁狂相关的睡眠需求量减少,也可以出现与抑郁相关的早醒、食欲减退、体重下降。出现相反"极性"的躯体症状应警惕伴混合特征。

2. 性欲与性活动增加

性欲和性活动增加是躁狂发作的典型症状。抑郁患者如表现出这种非典型或"反向"特征,要警惕伴混合特征。性欲的增加通常导致性轻率,伴随着危险的性生活,可导致婚姻问题、多次分居或离婚、酗酒、吸毒、赌博和感染艾滋病等问题。

(四) 冲动行为

无论是躁狂、抑郁还是混合状态,患者倾向于表现出冲动的行为。尤其需警惕伴混合特征抑郁患者冲动的、不受抑制的、爱管闲事的行为。社会判断力差,无节制地从事各种活动(包括攻击、性、赌博、吸毒和酗酒、消费、送礼、冒险及旅行等冲动行为),特别是财务和人际关系方面的问题,甚至伴混合特征的抑郁患者可增加出现自杀行为的风险。

(五) 自杀风险

双相障碍患者的自杀意念及行为与抑郁发作次数、混合特征、快速循环特征、起病年龄早、共病物质滥用、家族成员自杀意念及行为史、共病焦虑障碍等相关。一些研究表明，在双相障碍的不同阶段患者的自杀风险不同，在抑郁发作期或伴混合特征时自杀风险高，而躁狂、轻躁狂期自杀风险相对较低。伴混合特征时抑郁症状可能由于躁狂症状导致过度活跃、冲动，进一步增加自杀的风险。在一项纳入 12 项研究的系统综述中，有 11 项研究结果支持伴混合特征患者自杀风险较单纯躁狂发作患者高，提示伴混合特征是自杀行为的预测因素。

三、混合发作/特征诊断

（一）DSM－V诊断标准

在 Ⅰ 型或 Ⅱ 型双相障碍中的躁狂/轻躁狂或抑郁发作之后标注"伴混合特征"。

1. 躁狂/轻躁狂发作，伴混合特征

（1）符合躁狂/轻躁狂发作的全部诊断标准，在目前或最近一次躁狂/轻躁狂发作的大多数日子里，存在下列症状中的至少 3 项：① 突出的烦躁或抑郁的心境，可以是主观报告（例如：感觉悲伤或空虚）或他人的观察（例如：表现为流泪）；② 对所有或几乎所有活动兴趣或愉悦感减少（通过主观陈述或观察）；③ 几乎每天都有精神运动性迟滞（由他人看得出来，而不仅仅是主观体验到的变得迟钝）；④ 疲劳或精力不足；⑤ 感到自己毫无价值，或过分地、不恰当地感到内疚（不仅仅是因为患病而自责或内疚）；⑥ 反复出现死亡的想法（而不仅仅是恐惧死亡），反复出现没有特定计划的自杀意念，或有某种自杀企图，或有某种实施自杀的特定计划。

（2）混合症状表现出与个体的平常行为相比的变化，且能够被他人观察到。

（3）由于躁狂的显著损害和临床严重性，如有个体的症状同时符合躁狂和抑郁发作的全部标准，则应诊断为躁狂发作伴混合特征。

（4）混合症状不能归因于某种物质（例如：滥用的毒品、药物或其他的治疗）的生理学效应。

2. 抑郁发作，伴混合特征

（1）符合重度抑郁发作的全部标准。在目前或最近的抑郁发作的大多数日子里，至少存在下列躁狂、轻躁狂症状中的 3 项：① 心境高涨、膨胀；② 自尊心膨胀或夸大;③ 比平时更健谈,或有持续讲话的压力感;④ 意念飘忽或主观感受到思维奔逸;⑤ 精力旺盛或有目标的活动增多(例如:工作或上学时的社交,或性活动);⑥ 增加或过度地参加那些痛苦的结果可能性高的活动(例如:无节制地购物、轻率的性行为或愚蠢的商业投资);⑦ 睡眠的需求减少(与失眠相比,尽管睡眠时间比平时少,仍感觉休息好了)。

(2) 混合症状表现出与个体平常行为相比的变化,且能够被他人观察到。

(3) 如果个体的症状同时符合躁狂和抑郁发作的全部标准,则应诊断为躁狂发作,伴混合特征。

(4) 混合症状不能归因于某种物质(例如:滥用的毒品、药物或其他的治疗)的生理学效应。

注:与重症抑郁发作有关的混合特征,已被发现是发展成Ⅰ型或Ⅱ型双相障碍的一个明显风险因素。因此,注明"伴混合特征",在临床上对于治疗计划和治疗反应的监控是有用的。

(二) ICD-11 诊断标准

混合发作的特点是在至少一周的大多数日子,混合出现躁狂和抑郁症状或非常快速地交替。

(刘晓华、张福旭)

-------------------------------- 参考文献 --------------------------------

［1］ Huang Y, Wang Y, Wang H, et al. Prevalence of mental disorders in China: a cross-sectional epidemiological study［J］. Lancet Psychiatry, 2019, 6(3): 211-224.

［2］ Phillips M R, Zhang J, Shi Q, et al. Prevalence, treatment, and associated disability of mental disorders in four provinces in China during 2001-05: an epidemiological survey［J］. Lancet, 2009, 373(9680): 2041-2053.

［3］ 江开达,黄继忠. 双相障碍［M］. 北京:人民卫生出版社,2012.

［4］ 沈渔邨. 精神病学［M］. 6 版. 北京:人民卫生出版社,2017.

［5］ 江开达. 精神病学［M］. 北京:人民卫生出版社,2005.

［6］ Dixon T, Kravariti E, Frith C, et al. Effect of symptoms on executive function in bipolar illness[J]. Psychol Med, 2004, 34(5): 811 - 821.

[7] Torrent C, Martínez-Arán A, Daban C, et al. Cognitive impairment in bipolar Ⅱ disorder[J]. Brit J Psychiat, 2006, 189(3): 254 - 259.

[8] Shim I H, Woo Y S, Bahk W. Prevalence rates and clinical implications of bipolar disorder "with mixed features" as defined by DSM - Ⅴ[J]. J Affect Disorders, 2015, 173: 120 - 125.

[9] Miller S, Suppes T, Mintz J, et al. Mixed depression in bipolar disorder: prevalence rate and clinical correlates during naturalistic follow-up in the stanley bipolar network [J]. Am J Psychiat, 2016, 173(10): 1015 - 1023.

[10] Lage R R, Santana C M T, Nardi A E, et al. Mixed states and suicidal behavior: a systematic review[J]. Trends Psychiatry Psychother, 2019, 41(2): 191 - 200.

[11] Muneer A. Mixed states in bipolar disorder: etiology, pathogenesis and treatment[J]. Chonnam Med J, 2017, 53(1): 1 - 13.

[12] 中华医学会精神医学分会双相障碍协作组. 双相障碍伴混合特征临床诊治指导建议[J]. 中华精神科杂志,2018,2(51): 83 - 89.

[13] 方贻儒,汪作为,陈俊. 关注双相障碍概念与分类诊断的演变[J]. 中华精神科杂志,2015,48(5): 257 - 259.

第三章

双相障碍的病因机制假说

　　双相障碍的病因学机制尚不十分清楚。大量研究表明,遗传学因素、神经生化因素等对本病有明显的影响。目前研究发现,遗传与环境的交互作用在其发病过程中有着重要作用。这些因素可能通过影响中枢神经免疫、神经递质传递、神经营养因子、机体代谢、肠道菌群等过程影响神经发育和行为,继而导致双相障碍的发生。本章节将从各个研究水平阐述潜在病理学机制的研究现状。

第一节 遗传与环境交互作用假说

一、遗传因素

双相障碍具有明显的家族聚集性,遗传因素是其最重要的风险因素。经典遗传流行病学研究,如家系、双生子和寄养子研究表明基因能影响双相障碍易感性。双相障碍先证者的亲属患心境障碍的风险比一般人群高 10~30 倍,且血缘关系越近,发病风险越高。其中,双相障碍先证者一级亲属的终身患病率达 5%~10%,同卵双生子的终身患病率更是高达 40%~70%。双相障碍的遗传度约为 80%。双生子研究结果更高,英国一项纳入 67 对双生子的研究发现双相障碍遗传度高达 89%,而芬兰一项最终纳入 26 对双生子的全国性研究显示双相障碍遗传度高达 93%。

双相障碍属多基因疾病,单核苷酸位点突变、拷贝数变异、插入或缺失、线粒体 DNA 变异等遗传变异及 DNA 甲基化、组蛋白修饰等表观遗传变异均可能增加患病风险。大量连锁分析均未发现同质或显著阳性结果,表明绝大多数双相障碍患者的遗传病因并未涉及大效应基因位点。全基因组关联分析(GWAS)多用于发现常见微效单核苷酸位点。多项研究发现 L 型钙离子通道 α 亚基(the alpha subunit of the L-type calcium channel, CACNA1C)、锚蛋白 3(ankyrin 3, ANK3)、神经蛋白聚糖(neurocan, NCAN)、腱膜蛋白 4(teneurin transmembrane protein, TENM4)等基因所在区域与双相障碍显著相关。多基因分析表明,单核苷酸多态性(SNP)标记的常见突变可解释家系和双生子研究估计遗传度的 20%~30%。2019 年,精神病基因组学联盟双相障碍工作组(The Psychiatric Genome-Wide Association Study Consortium Bipolar Disorder Working Group, PGC-双相障碍)发表了迄今为止最大样本量的 GWAS,其中第一阶段纳入了 20 352 例双相障碍患者和 31 358 例健康对照,第二级阶段即独立样本验证阶段纳入了 9 412 例患者和 137 760 例健康对照,结果共定义了 30 个全基因组显著位点,包括 20 个新发现位点。这些显著性位点包含了编码离子通道、神经递质转运体和突触成分的基因,富集分析显示基因富集于胰岛素分泌调节和内源性大麻素信号等通路。由 GWAS 识别的所有风险基因计算出的多基因风险分数(polygenic risk score, PRS)可以作为判别疾病风险的有效指标。例如,高 PRS 与发作次数多、发病时间早明显相关。GWAS 后续通路分析表明,双相障碍的发生与多种生物学通路相关。例如,NCAN 是一种脑表达的细胞外基质糖蛋白,NCAN 基因敲除小鼠表现出与人类躁狂状态相似的行为异常,如探索性行为增加及对苯丙胺(安非他明)敏感性增加而诱导活动的过度增加。根据多个研究的综合评分,本《指南》将部分评分较高的基因列在第五章列为双相障碍易感基因。

二、环境因素

同卵双生子罹患双相障碍的同病率未达 100%,表明风险基因并非双相障碍的唯一致病因素。近年来,环境因素在双相障碍中的作用受到越来越多的关注。双相障碍的环境风险因素包括产前、围产期和产后不良因素。弓形虫等孕期及产前感染、母亲吸烟及严重的心理压力、产科并发症、受精时父亲年龄颇大、母亲孕期营养不良等因素均为双相障碍的风险环境因素,但已有研究认为其同质性不高,仍需行前瞻性队列研究确证。产后风险因素包括童年创伤、心理应激及物质滥用等。双相障碍患者童年创伤的发生率是健康对照的 2.63 倍(95%CI:2.00~3.47),情感虐待或情感忽视的影响尤其显著(OR = 4.04, 95% CI:3.12~5.22)。童年创伤与双相障碍早发、预后差、自杀风险增加、情绪症状严重及共病物质滥用等特点显著相关。应激性生活事件可能是双相障碍的风险因素。一项大型病例-对照研究发现,一级亲属自杀、离婚、残疾或失业等事件与躁狂发作首次住院明显相关。研究发现,应激能降低大脑皮质和海马等与认知相关脑区的脑源性神经营养因子(brain-derived neurotrophic factor, BDNF)表达水平和树突棘密度,增加与情绪相关的杏仁核和伏隔核区域的 BDNF 表达水平和树突棘密度,表明应激能通过神经环路重构来调节情感和认知平衡以适应应激环境。双相障碍常与大麻、鸦片、可卡因、酒精等物质滥用共病,且两者间的因果关系常被认为是双向的。一项大型前瞻性队列研究发现,在对混杂因素进行校正后,大麻滥用将首次发作双相障碍的风险增加了 5 倍,且两者存在剂量-反应关系。此外,部分双相障碍的发作具有季节性特征,即冬季多出现抑郁发作,而夏季多出现躁狂发作,且此种季节性有含性别差异,在女性中更明显。

三、遗传与环境交互作用

1. 遗传与环境交互作用影响双相障碍发病及严重程度

鉴于遗传和环境因素在疾病中的重要作用,基因-环境交互作用已成为一种新的研究范式。目前,大部分研究集中在儿茶酚氧位甲基转移酶(catechol-O-methyltransferase, COMT)、*BDNF*、Toll样受体(Toll-like receptors, TLR)、色氨酸羟化酶1(tryptophan hydroxylase 1, TPH1)及对氧磷脂酶(paraoxonase 1, PON1)等基因,以及应激性生活事件、童年创伤、出生季节、感染及物质滥用等环境因素。与健康对照相比,在11月份至次年1月份间出生的携带 *TPH1 218A* 等位基因的男性中,双相障碍患者更多;而在2—7月份间出生的携带 *TPH1 218A* 等位基因的女性中,双相障碍患者更少。双相障碍患者的人类白细胞抗原-G(human leukocyte antigen-G, HLA-G)基因14 bp插入/插入基因型频率明显低于健康对照,且冬季出生的患者此基因型频率低于其他季节出生的患者。基因-感染交互作用研究发现,刚地弓形虫血清反应阳性与 *TLR2*(rs3804099)基因多态性交互作用影响双相障碍的患病风险,而同时携有 *COMT 158Val/Val* 基因型及HSV-1感染血清学证据的双相障碍患者认知功能更差。基因-创伤经历交互作用研究发现携带 *BDNF 66Met* 等位基因的双相障碍患者生活压力水平越高,抑郁发作症状越严重;伴有童年性虐经历的 *BDNF 66Met* 等位基因携带患者病情更严重,发病年龄更小;*COMT 158Val* 等位基因与经历严重童年创伤的双相障碍患者的严重精神症状明显相关;携带 *TLR2* rs3804099 TT 基因型且有性虐史的患者比其他患者更早发病。此外,基因-物质成瘾交互作用研究发现,*PON1 192QQ* 基因型和吸烟共同作用导致双相障碍患病风险增高;大麻成瘾与5-羟色胺转运体基因的启动子区域短等位基因交互作用加重双相障碍的精神症状。综上,基因-环境交互作用对双相障碍的发病风险、发病年龄及病情严重度均有明显影响。目前,可在5种不同模型框架下对结果进行解释:① 风险基因型在伴有环境暴露时产生疾病表型,若风险基因型不存在,高水平环境暴露仍可能导致疾病；② 风险基因型提高环境因素的影响，但环境暴露不存在时，风险基因型不导致疾病表型；③ 环境因素增加高风险基因型的影响，但不增加低风险基因型的影响；④ 遗传和环境风险因素对疾病表型的出现缺一不可；⑤ 遗传和环境风险因素对疾病表型均有一定影响，但两者同时存在的危害比单独存在时高或低。

2. 遗传与环境交互作用调控双相障碍的发病机制

近年来，国内外学者认为基因-环境交互作用可能通过表观遗传学机制起作用，经 DNA 甲基化、DNA 羟甲基化、组蛋白修饰和非编码 RNA 等方式调节基因表达以响应环境因素，部分解释了双相障碍的多因素遗传特点。DNA 甲基化是最稳定的表观遗传改变形式。已有学者对双相障碍患者 DNA 甲基化模式进行了广泛的研究，认为这是一种可整合遗传和环境效应的有效标志物。遗传和环境因素可调节 DNA 甲基化酶的活性，从而导致启动子、基因主体或基因调控区域 CpG 二核苷酸的甲基化或去甲基化。启动子区域 CpG 岛的高甲基化通常与基因表达减少相关，而低甲基化则与基因表达增加相关。*BDNF* 是目前研究最多的双相障碍风险基因之一，其与该病的关系已被多项研究证实。与健康对照相比，双相障碍 II 型患者外周血单核细胞中 *BDNF* 启动子区域甲基化水平显著升高，基因表达水平明显下降，且在 *BDNF* 3 号和 5 号启动子的 36 个 CpG 岛中，有 11 个 CpG 岛的甲基化程度在双相障碍患者和健康对照间存在统计学差异。与仅使用心境稳定剂的双相障碍患者相比，使用心境稳定剂联合抗抑郁药物治疗的患者 *BDNF* 基因甲基化水平更高。有研究进一步发现人类外周组织和脑组织的 *BDNF* 甲基化高度相关，表明该基因的外周 DNA 甲基化可提示大脑的特异性改变。此外，5-羟色胺能系统相关基因、谷氨酸脱羧酶-1、*COMT* 等基因甲基化均被发现与双相障碍相关。另一种被广泛研究的表观遗传学机制为组蛋白修饰。组蛋白是与 DNA 一同组成核小体的小蛋白，其八聚体尾部由赖氨酸组成，与 DNA 上的负电荷相互作用，参与染色质结构和基因转录的动态调控。在早期生活事件及影响重要边缘环路的发育和环境因素作用下，组蛋白乙酰转移酶（histone acetyltransferase，HAT）和组蛋白去乙酰化酶（histone deacetylase，HDAC）可分别调控组蛋白的乙酰化和去乙酰化，影响染色体结构和基因表达水平，导致个体间表型和功能的差异，从而以一种长期持续的方式影响认知和行为。已有多项研究报道，组蛋白修饰与双相障碍的发病机制密切相关。与精神分裂症患者相比,双相障碍患者的乙酰化组蛋白3水平更高。与健康对照相比,双相障碍患者的 *HDAC4* mRNA 水平显著增高,而 *HDAC6* 和 *HDAC8* mRNA 水平明显下降。除上述两种表观遗传机制外,近来微小 RNA、长链非编码 RNA、环状 RNA 等非编码 RNA 也被认为是与双相障碍的发病机制有重要关系。未来需要进一步的研究来阐明基因-环境交互作用致双相障碍的病理学机制,以期为该病的诊断和治疗提供更有效的标志物。

(崔东红、方　钰)

第二节　神经递质假说

一、单胺类神经递质

单胺类神经递质包括5-羟色胺(serotonin,5-HT)、多巴胺(dopamine,DA)、去甲肾上腺素(norepinephrine,NE)、肾上腺素(epinephrine)及组胺(histamine)等。单胺能假说认为,抑郁主要是由于单胺能神经递质特别是去甲肾上腺素和5-羟色胺缺乏导致的;儿茶酚胺失调假说认为躁狂时去甲肾上腺素功能增强。早在1972年,Janowsky 及其同事就提出了乙酰胆碱能-肾上腺素能平衡假说,认为乙酰胆碱能与肾上腺素能活性的比值升高可能与抑郁的病理生理机制有关;反之,则与躁狂发生有关。相对于抑郁症和精神分裂症,神经递质在双相障碍发病机制中的研究较少。

1. 5-羟色胺能系统

中枢神经系统中5-羟色胺能神经元主要来自中缝核,并广泛投射到丘脑、下丘脑、尾状核、海马、新皮质等脑区。因此,5-羟色胺功能异常会导致多种生理和行为改变。例如,影响睡眠节律、进食、性活动、学习记忆等过程。5-羟色胺能系统参与多种激素的调节,包括皮质醇、催乳素和生长激素。促5-羟色胺释放剂芬氟拉明能引起血浆促肾上腺皮质激素、皮质醇和催乳素水平以及体温的升高,而在双相障碍患者中这些反应存在异常,与双相障碍的临床表现相符合。20世纪70年代,双相障碍的5-羟色胺假说已引起了研究者们的关注。动物实验结果显示,5-羟色胺功能低下会导致大鼠探索活动和攻击性行为增多。一项对 9 例双相障碍患者尸脑组织研究发现,额叶和顶叶皮质 5-羟色胺代谢物 5-羟吲哚乙酸(5-HIAA)水平降低。一项 10 年队列研究纳入 23 名双相障碍患者,结果显示脑脊液的 5-HIAA 浓度大约降低 30 nmol/L。另外一项基于功能影像学技术的尸脑研究(纳入 9 例单相抑郁和 6 例双相障碍)使用选择性 5-羟色胺再摄取抑制剂西酞普兰测量额叶皮质 5-羟色胺的摄取能力,结果发现单相抑郁患者大脑中 5-羟色胺摄取位点浓度显著降低,双相障碍患者 5-羟色胺摄取位点浓度降低但无统计学意义。有些研究则提示,双相障碍患者血小板 5-羟色胺受体功能障碍,但结果未达一致。现有证据尚无法阐明 5-羟色胺能系统与双相障碍关系,仍需高质量研究进一步探索。

2. 去甲肾上腺素能系统

脑中蓝斑核是产生去甲肾上腺素的主要部位,可调节多种生理功能。蓝斑核的结构与功能异常会影响多个大脑区域,包括皮质、海马和小脑,并可能导致抑郁、双相障碍。儿茶酚胺假说认为抑郁发作与去甲肾上腺素功能降低有关,而躁狂发作则与去甲肾上腺素活性相对过高有关。大量数据支持双相障碍患者躁狂发作时去甲肾上腺素功能显著增强。动物药理学实验发现,在躁狂和双相抑郁状态下生长激素反应出现明显钝化,推测可能是去甲肾上腺素升高的非特异性反应。用于治疗双相障碍的心境稳定剂如锂盐、丙戊酸盐和卡马西平可能均是通过不同机制对去甲肾上腺素能系统或其下游分子靶点产生影响而发挥治疗效应。

此外,中枢去甲肾上腺素的主要代谢产物 3-甲氧-4 羟苯乙二醇(3-methoxy-4-hydroxyphenyl glycol,MHPG)水平与双相障碍有关。一些小样本研究发现,相比健康对照,双相障碍患者缓解期的脑脊液 MHPG 浓度降低。而在躁狂期时脑脊液 MHPG 水平增高,心境稳定剂碳酸锂可降低脑脊液中 MHPG 的水平。但目前相关研究异质性较大,纳入和排除标准不同,仍需通过同质性高、可重复的研究进一步探索。

3. 多巴胺能系统

数十年来多巴胺能系统一直在精神分裂症的研究中占据重要位置。事实上,有诸多证据表明多巴胺能系统在心境障碍中也是极其重要的。中脑多巴胺系统调节运动行为、动机和奖赏通路,而中脑边缘多巴胺系统在目标导向行为中起着关键作用。这些功能在抑郁和躁狂时都存在显著破坏。作用于多巴胺受体的药物,如主要阻断 D_2 受体的典型与非典型抗精神病药均已广泛用于双相障碍的治疗,提示双相障碍可能与多巴胺能系统调节异常有关。单光子发射计算机断层成像(single-photon emission computed tomography,SPECT)研究发现,在双相障碍躁狂及抑郁发作患者前额皮质多巴胺 D_1 受体减少。正电子发射计算机断层显像(positron emission computed tomography,PET)研究结果表明,躁狂状态时 D_2 受体密度增高。

二、胆碱类神经递质系统

基于胆碱能激动剂和拮抗剂对情绪和行为的显著影响,胆碱能系统参与双相障碍的可能机制一直被研究者关注。胆碱系统作为神经递质,其受体可以分为烟碱(nicotine,N)受体和毒蕈碱(muscarine,M)受体,烟碱受体为配体门控离子通道,而毒蕈碱受体属于 G -蛋白耦联受体超家族,包括 M_1 ~ M_5。M_4 受体在大脑皮质、海马体、尤其是纹状体表达水平高,M_4 受体敲除的小鼠活动增多,对多巴胺 D_1 受体反应增强,M_4 受体激动剂可以消除多巴胺诱导的行为增多,提示 M_4 受体与行动增强有关。药理学数据支持 Janowsky 及其同事提出的胆碱能-肾上腺素能平衡假说。该假说认为,胆碱能和肾上腺素能活性的比例增加是抑郁发作病理生理学的基础;反之则发生在躁狂发作期。多项研究表明,长期体内锂处理可增加大鼠脑内乙酰胆碱(acetylcholine,ACh)合成、转运和释放。行为学研究报道发现,临床相关剂量的锂可增强许多胆碱介导的反应,胆碱酯酶抑制剂毒扁豆碱会加重强迫游泳动物的抑郁行为,而毒蕈碱受体拮抗剂能逆转这种效应。有研究发现,毒扁豆碱或胆碱能激动剂如槟榔碱能诱发单相抑郁和双相躁狂患者发生抑郁,提示 ACh 对心境的稳定有重要作用。有人认为,心境障碍(尤其是双相障碍)的特征可能是非状态依赖性的胆碱能高敏,同时伴有状态依赖性的去甲肾上腺素能超敏。其后又有其他研究重复了这一发现。这些研究表明,胆碱能敏感性在抑郁及躁狂发病机制中起关键作用。

三、氨基酸类神经递质系统

氨基酸类神经递质包括兴奋性神经递质(包括谷氨酸、天冬氨酸)与抑制性神经递质(γ-氨基丁酸)。目前认为,谷氨酸和γ-氨基丁酸能神经递质功能失调可能参与双相障碍的发病。

1. 谷氨酸能系统

谷氨酸在大脑中分布广泛,是主要的兴奋性神经递质。神经冲动触发谷氨酸释放到突触间隙。释放后谷氨酸结合并激活离子型受体 N-甲基-D-天冬氨酸受体(N-methyl-D-aspartic acid receptor,NMDA)、海人藻酸受体(kainate receptor,KAR)、α-氨基-3-羟基-5-甲基-4-异噁唑受体(α-amino-3-hydroxy-5-methyl-4-isoxazolepropionic acid receptor,AMPAR)和代谢型谷氨酸受体(metabotropic glutamate receptors,mGluRs),进而导致膜电位快速变化及突触的持续改变。兴奋性氨基酸转运蛋白将谷氨酸运输到神经胶质细胞中进行清除。在神经胶质细胞中,谷氨酰胺合成酶将谷氨酸转化为谷氨酰胺。在正常生理情况下,谷氨酸主要参与突触可塑性、学习和记忆等过程;但在病理情况下,则往往表现出神经毒性,过量谷氨酸可能导致神经元萎缩和死亡。因此,谷氨酸能神经传递对于神经元正常功能的维持尤为关键。越来越多的证据表明,双相障碍患者的谷氨酸能神经系统异常。研究发现,双相障碍患者海马中NMDA 受体亚单位和受体相关蛋白的表达减少,内侧颞叶结构中 NMDAR、AMPAR 和 KAR 亚基的表达降低,前扣带回皮质 NMDAR 的神经元密度降低。心境稳定剂锂盐、丙戊酸盐均可保护神经元免受谷氨酸诱导的兴奋性神经毒性;拉莫三嗪可能通过抑制谷氨酸过度释放发挥治疗作用。最新临床研究证明,靶向作用谷氨酸能药物氯胺酮、利鲁唑具有抗抑郁作用,为开发治疗抑郁症和双相障碍的新方法带来希望。虽然 mGluRs 的作用研究较少,但遗传学研究显示 mGluRs 与双相障碍关系密切,值得进一步研究,以探索双相障碍患者的病理学改变并确定潜在药物治疗靶标。

2. γ-氨基丁酸能系统

γ-氨基丁酸(γ-aminobutyric acid,GABA)是中枢神经系统中主要的抑制性神经递质,对中枢神经系统许多功能的发挥起主要的调节作用,如可以调控癫痫阈值、抑制去甲肾上腺素能和多巴胺能神经递质系统等。临床和药理学研究均提示双相障碍中存在 GABA 代谢的改变。GABA 受体有两个亚型 GABAA和 GABAB。GABAA 受体主要与氯离子通道耦联,构成苯二氮䓬类药物的结合位点;而 GABAB 受体主要与钙离子转运有关。GABA 能系统通过调控受体对儿茶酚胺的反应性来参与心境稳定。临床研究发现,抗癫痫药如卡马西平、丙戊酸钠具有心境稳定作用,抗躁狂药物(包括锂盐)是通过增加 GABA 能神经递质传递以发挥药理学作用。因此,Bernasconi(1982)提出假说认为 GABA 相对缺乏会导致躁狂。一项荟萃分析结果显示,双相障碍患者的血浆 GABA 降低,但脑脊液与磁共振波谱监测则未发现显著差异。尸检研究发现,双相障碍患者海马体 GABA 结合位点 GABAA 出现特异性改变。此外,还发现双相障碍患者的 GABA 合成酶异常,进一步印证了双相障碍患者存在 GABA 能神经系统异常。

四、小结

大量证据表明,神经递质功能与双相障碍的发生和发展相关。但相比于抑郁症,双相障碍发病的神经递质假说尚不完善,研究的异质性较大,一些实验结果无法重复验证。未来的研究可基于研究域标准(research domain criteria,RDoC)思路,即结合现代基因、生理学指标、影像学、认知、行为等检测新技术,进一步探索神经递质在双相障碍发生和发展中的作用。

(刘晓华、张福旭)

第三节　神经免疫炎症假说

越来越多的证据表明,炎症和免疫失调在双相障碍的发病机制中起着重要的作用。很大比例的情感障碍患者伴有自身免疫性疾病,如甲状腺功能减退、类风湿性关节炎、糖尿病、肝炎等及系统性自身免疫性疾病患者患双相障碍的风险也增加。双相障碍与异常的促炎和抗炎免疫标志物如白细胞介素(interleukin 1β,IL-1β)、IL-6、肿瘤坏死因子 α(tumor necrosis factor α,TNF-α)、可溶性细胞因子、趋化因子及急性期反应物和 T 细胞激活等有关,双相障碍和炎症通过共同的遗传多态性和基因表达以及细胞因子的改变而联系在一起。另外,免疫系统还通过迷走神经、短链脂肪酸和一些可溶性介质在肠道和大脑之间建立了一条双向通信途径影响大脑功能。以上证据表明,细胞因子和免疫系统紊乱在双相障碍的生理病理学机制中发挥了重要作用。在双相障碍患者中,中枢神经系统、内分泌系统和免疫系统相互作用,共同形成可能的神经炎症变化。探究细胞因子和免疫紊乱在双相障碍中的潜在作用,寻找免疫炎症标志物和免疫遗传标志物对于未来双相障碍发病机制的阐明和精准诊疗具有很大的临床价值和意义。

一、外周炎症因子

近年来,免疫系统以及更广泛意义上的炎症可能参与情感障碍的相关证据不断积累。许多研究已经表明细胞因子可能与一些情绪、行为变化有关。如焦虑、抑郁、无法集中注意力及嗜睡等。细胞因子是免疫系统在应对各种刺激时分泌的小分子,能够影响其他细胞的行为。更具体地说,细胞因子能够控制和促进细胞的生长、发育、迁移、分化和死亡。双相障碍患者在躁狂或抑郁发作期间外周血 IL-1ß 水平显著升高,而在喹硫平治疗 4 周后 IL-1β 显著下降。双相障碍患者 γ 干扰素(interferon γ, IFN-γ)、转化生长因子-β(transforming growth factor-β, TGF-β)、趋化因子 CCL11、CCL24 和 CXCL10 水平升高,TNF-α 和 IL-4 的水平在双相障碍患者外周血中也显著升高。在 Toll 样受体(TLR)、前列腺素、脂肪因子、应激反应和其他细胞因子的驱动下,绝大多数免疫系统细胞都能产生 IL-6。IL-6 是一种多效细胞因子,能增强 T 细胞的克隆扩增和激活、B 细胞分化,并控制急性期反应。双相障碍患者 IL-6 水平高于健康对照,并且在治疗 6 周后显著减少。基因多态性的研究发现,TNF-α、IL-6 的基因多态性与双相障碍 Ⅰ 型和 Ⅱ 型患者的发病年龄大小有关。最新的研究发现,接受长期锂盐治疗的双相障碍患者的 IL-2、IL-6、IL-10 和 IFN-γ 分泌水平显著下降,并会降低外周血中胶质细胞和多能性标志物(特别是 Oct-4、Sox-2、GFAP 和 Olig1)的表达,这表明抑制炎症可能在锂盐治疗双相障碍中起了重要作用。因此,研究外周炎症在双相障碍发病机制中的潜在作用可能有利于阐明分子病因和双相障碍的病理学过程。

二、中枢炎症因子

多数研究显示,双相障碍患者外周血细胞因子水平升高,外周炎症信号可以通过多种途径进入中枢神经系统。双相障碍患者,特别是近期有躁狂发作的患者脑脊液(cerebro spinal fluid,CSF)炎症细胞因子($IL-1\beta$、$IL-6$)升高已得到证实。在患者死亡后的脑组织研究中也发现,双相障碍患者前额叶皮质中$IL-1\beta$、$IL-1R$、$NF-\kappa B$、星形胶质和小胶质标志物(GFAP、iNOS、$c-fos$ 和 CD11b)的蛋白和 mRNA 水平显著升高,提示双相障碍患者的中枢神经系统存在高炎症水平。

中枢小胶质细胞可能是大脑中最重要的先天免疫细胞。它们调节细胞炎症反应,是促炎细胞因子的主要来源。而炎症细胞因子又可以激活大脑中的小胶质细胞,导致它们的表型转变。活化的小胶质细胞通过释放活性氧、活性氮、细胞因子和趋化因子放大炎症信号。这种氧化应激和炎症信号促使星形胶质细胞功能发生改变,开始分泌炎性细胞因子和谷氨酸盐。从星形胶质细胞释放的谷氨酸与突触后的 N-甲基-d-天冬氨酸(NMDA)受体结合,抑制脑源性神经营养因子(BDNF)合成并激活促凋亡级联反应。此外,炎症信号可以通过增加 5-羟色胺和多巴胺转运蛋白的表达和消耗四氢生物蝶呤(BH4)等多种途径进一步损害单胺类递质合成。最近的影像学研究提示,双相障碍患者腹内侧前额叶皮质、杏仁核和海马中,炎症基因表达增加与更大的情绪刺激血流动力学反应之间存在相关性;进一步的探索发现,炎症基因表达的升高也与双相障碍患者的膝下前扣带回皮质、海马和尾状核的厚度减少有关。正电子发射断层摄影术(PET)扫描发现,双相障碍患者海马的代谢显著增加。总之,双相障碍的免疫失调可能与单胺和谷氨酸信号的改变、神经可塑性和神经营养支持受损以及神经胶质和神经元功能的变化等多种异常有关,并导致了双相障碍患者的情绪症状及其合并症的发生。

情绪障碍免疫改变的最新理论之一表明,抑郁症和双相障碍在不同阶段存在特异性免疫特征,即抑郁症患者早期有轻度 T 细胞缺陷,其特征是 Th2 和 Th17 细胞成熟减弱,随着患者年龄的增长这一特征变得更加突出,还包括调节性 T 细胞(Treg)成熟减弱和免疫激活增强。双相障碍可能具有类似于抑郁患者的早期 T 细胞缺陷特征,但随着年龄的增长,这种缺陷会部分恢复。有关双相障碍及其相关后代的遗传学研究也支持了这一假设,这种"遗传学特征"在疾病发作前可能就已经存在。因此,由不同基因表达引起的炎症不是疾病本身的结果,而更可能是病因之一。

三、细胞免疫

双相障碍巨噬细胞抑制假说仍存在争议。一项研究报告表明，与促进 IL - 10 表达的调节性 T 细胞相比，细胞毒性 T 细胞和 T 细胞的水平降低了，而激活的 $CD4^+CD25^+T$ 细胞的水平仍然很高。双相障碍患者 Th17 和 Th2 水平升高，调节性 T 细胞水平降低。双相障碍的发生可能与过度反应的 T 细胞系统有关。双相障碍患者外周血细胞毒性 T 细胞水平较对照组或抑郁症患者明显降低。T 细胞免疫球蛋白黏蛋白分子 3（T cell immunoglobulin and mucin-containing molecule 3，TIM - 3）是一类 T 细胞表面抑制分子，可以导致免疫耐受，也可以导致 T 细胞衰竭，细胞毒性 T 细胞上的免疫球蛋白和 TIM - 3 表达较高，而单核细胞上程序性死亡配体 2（programmed death ligand - 2，PD - L2）表达较对照组低。一项双相障碍患者尸脑回顾性研究评估了小胶质细胞、星形胶质细胞、细胞因子、趋化因子、黏附分子和其他炎症标志物，发现多种因素导致了这些炎症的差异性，包括死后间隔时间、脑区、年龄及治疗等，并提出了单细胞水平的研究必要性。最新研究在单细胞水平上对双相障碍组、抑郁症组和健康对照组的外周血单个核细胞（peripheral blood mononuclear cell，PBMC）中的 $CD8^+T$ 细胞进行特征性研究，为双相障碍的准确预测和免疫治疗提供了新的视角和理论基础。

研究发现，双相障碍患者的 $CD8^+T$ 细胞数量及比例明显减少，单细胞测序和流式细胞术验证结果证实；双相障碍组患者的 $CD8^+$ 细胞 TIM - 3 细胞数量和转录水平较健康对照组明显升高，喹硫平治疗 4 周后显著下降；而高表达的 TIM - 3 的可能与细胞毒性激活表型有关。T 细胞受体（T cell receptor，TCR）分析显示，双相障碍和抑郁症患者克隆扩增的 T 细胞比例低于对照组，而双相障碍患者的 TCR 多样性低于抑郁症，这可能与双相障碍患者的 T 细胞活化和增殖有关。双相障碍高表达的 IL - 1β 能诱导半乳凝素-9（galectin - 9，Gal9）。Gal9 在与 TIM - 3 结合后，向 T 细胞传递一个信号，导致 T 效应细胞的失活和凋亡，从而导致克隆性减少和或效应剂 T 的缺失；TIM3/Gal9 结合刺激 IL - 1β，可导致凋亡关键因子胱天蛋白酶（caspase）- 3 的激活。TIM - 3 是一种负调控分子，可抑制效应 T(h)1 型反应，以防止进一步的组织炎症。阻断 TIM - 3 通路有助于适应性免疫的恢复。未来还需要在细胞免疫以及免疫抑制点的作用机制上进行深入研究。

随着研究新技术的不断发展,未来对于双相障碍免疫系统的研究也将不断深入。目前,单细胞测序技术与单细胞突变信息、蛋白质组学及代谢组学等各个组学数据的结合,可以从细胞微观系统到机体宏观系统串联分析。质谱流式技术(CyTOF)可以对每一个细胞、每一个化合物进行多参数检测,这就可以开展表观遗传学组研究。美国斯坦福大学的一个课题组就开展了这样的研究,发现年长者体内免疫细胞的表观遗传学异质性(epigenetic heterogeneity)更高。这一现象提示人体的免疫系统会随着年龄的增长而衰老,细胞之间在基因表达方面的差异会越来越大。空间转录组技术能够测定组织样本中的所有基因活动,并定位该活动发生的位置和空间,未来新技术的应用可以帮助了解双相障碍的生物过程以及疾病的发生和发展。

（胡少华、路　静）

第四节　神经营养因子和神经发育假说

双相障碍与多种生物学改变有关,其中神经营养因子(neurotrophins)及神经发育受到较多关注。神经营养因子属于神经营养素家族,可与相应的受体结合,通过激活参与神经营养因子作用的信号通路,对神经发育过程中的神经元存活、分化以及成年神经元的存活和功能起重要作用。大量研究发现,双相障碍与前额叶皮质、海马等关键脑区神经营养因子水平下降相关,而一些药物包括心境稳定剂、抗抑郁药物或者电休克治疗可以选择性上调关键脑区神经营养因子的表达水平,从而起到调控神经元生长、发育、增强神经元可塑性的作用。

一、神经营养因子

神经营养因子调控细胞动力学过程,在维持大脑功能方面扮演重要角色。大脑中表达的不同神经营养因子具有介导中枢和外周连接以及结构变化的特定能力,如突触功能(调节神经递质和离子通道)和可塑性。神经营养因子包括神经生长因子(nerve growth factor, NGF)、脑源性神经营养因子(BDNF)、神经营养因子 3(neurotrophin－3, NT－3)、神经营养因子 4/5(neurotrophin－4/5, NT－4/5)及神经营养因子 6(neurotrophin－6, NT－6)等,它们与两种特定类型的细胞表面受体酪氨酸激酶(tyrosine kinase, TrK)受体和 P75 神经营养素受体(p75 neurotrophin receptor, p75^{NTR})结合后,促进细胞反应的改变。Trk 受体家族酪氨酸激酶 A(TrkA)、酪氨酸激酶 B(TrkB)和酪氨酸激酶 C(TrkC)对成熟的神经营养因子有很高的亲和力,并介导 NGF 家族的营养作用。其中,NGF 激活 TrkA,BDNF 和 NT－4/5 识别 TrkB, NT－3 与 TrkA、TrkB 和 TrkC 结合,尤其与 TrkC 有更高的亲和力。另外,还有一些其他的营养因子如胶质细胞源性神经营养因子(glial cell line-derived neurotrophic factor, GDNF)也可以激活 Trk 受体。不同的神经营养因子通过相应受体激活特定的信号通路,抑制凋亡蛋白家族,如磷脂酰肌醇 3－激酶(phosphatidylinositol 3－kinase, PI－3K),并激活抗凋亡蛋白,如丝裂原活化蛋白激酶(mitogen-activated protein kinase, MAPK)途径。这些途径对细胞的生存、发育、生长和突触可塑性至关重要。

1. BDNF

BDNF 是大脑中含量最丰富的神经营养因子之一。1982 年,BDNF 由德国神经生物学家 Barde 及其同事首次从猪脑中纯化,并发现具有防止神经元死亡的功能,是神经营养因子家族中最具有代表性的成员之一。自 1989 年其 cDNA 结构被阐明以来,人们已对 BDNF 的分布及功能进行了广泛深入的研究。研究发现,BDNF 主要由脑组织合成,主要分布于中枢神经系统,在脑内主要分布于海马和皮质,也存在于纹状体、基底前脑、丘脑、脑干、小脑及周围神经系统中。BDNF 在中枢神经系统发育过程中对神经元的生存、生长、分化、突触连接以及维持正常的生理功能均具有关键作用,而且还能通过抗伤害性刺激、促进神经元损伤后的再生等。BDNF 通过与受体 TrkB 结合发挥作用。在细胞表面,BDNF 与其膜受体 TrkB 结合后,促使 TrkB 同源二聚体形成,进而激活 TrkB 酪氨酸激酶,诱导受体发生蛋白质磷酸化。活化后的 TrkB 再通过细胞质途径依次激活多种蛋白质和酶,使信号由细胞质传入细胞核,最终导致基因表达模式发生改变。

研究发现,双相障碍患者血清中 BDNF 水平显著降低。在丙戊酸盐、碳酸锂等心境稳定剂以及抗抑郁药等治疗后,BDNF 水平可恢复正常。有学者发现,双相障碍患者首次抑郁发作时的 BDNF 表达水平较抑郁症患者更低。此外,BDNF(mBDNF)和前体 BDNF(proBDNF)的比值(M/P)可以反映 BDNF 的代谢情况,可作为反映 mBDNF 和 proBDNF 在脑中不同生物学功能的指标。研究发现,与健康对照组和抑郁症组相比,双相障碍组的 mBDNF 水平较低,M/P 比对于区分双相障碍和急性抑郁发作更敏感。

2. NT‑3 和 NT‑4/5

相比 BDNF,NT‑3 和 NT‑4/5 在精神科的研究不多 。它们来源于一个共同的祖先基因,属于 NGF 家族。与 NGF 不同的是,NT‑3 和 NT‑4/5 可以穿过血脑屏障并在血液中保持稳定。这些神经营养因子在序列和结构上相似,可促进中枢系统神经元的存活和分化,并刺激新神经元和突触的生长和分化。NT‑3 在海马体中表达,是调节情绪和形成记忆的重要成分。它可以通过激活 TrkC 调控神经生成,TrkC 在海马体中对突触可塑性与增加突触数量起重要作用。除此之外,NT‑3 在维持脑神经元(如去甲肾上腺素神经元、干细胞)存活过程中起重要作用。NT‑3 也可调节 5‑羟色胺和去甲肾上腺素系统,与心境稳定剂的作用机制相关。NT‑4/5 与 NT‑3 的作用有所不同。NT‑4/5 作用于 TrkB 和 p75NT 受体,影响神经树突生长、诱导细胞凋亡。NT‑4/5 对纹状体多巴胺能神经系统的保护作用比 BDNF 更强,而多巴胺能神经系统在双相障碍的发病机制中起重要作用。

一项荟萃分析显示,双相障碍抑郁发作患者的 NT‑4/5 水平升高,而躁狂发作和缓解期患者 NT‑3、NT‑4/5 水平没有变化。由于实验方案设计不同、临床诊断异质性、双相障碍患者的情绪状态和年龄等多种因素,NT‑3 和 NT‑4/5 与双相障碍的关系尚未能得出一致性结论。NT‑3 和 NT‑4/5 水平异常导致双相障碍患者大脑改变的作用机制也不完全清楚,需要进一步研究。

3. NGF

在脑中,NGF 促进保护海马和新皮质中的交感神经元和胆碱能神经元免受细胞凋亡和神经退化的影响。研究发现,NGF 在刺激轴突生长、改善学习和记忆方面显示着重要作用。与 BDNF 类似,NGF 可与 p75^{NTR} 和高亲和力神经生长因子受体 TrkA 结合。一旦 NGF 与 TrkA 结合,PI‑3K/Akt‑糖原合成酶激酶‑3(glycogen synthase kinase‑3,GSK3)通路的第二信使就会被激活。一般来说,该通路负责信号转导过程,细胞存活、增殖和分化以及细胞内运输,并与双相障碍的病理生理学相关,但是具体机制尚不明确。Barbosa 等研究显示,双相躁狂发作患者血清中的 NGF 水平降低。最近的一项研究表明,在基线分析中,双相障碍 Ⅰ 型躁狂发作患者和健康对照组之间的血清 NGF 水平没有显著差异。Rybakowski 等研究单次输注氯胺酮后对抗抑郁药物抵抗和不抵抗的双相障碍抑郁发作患者的 NGF 水平,结果发现两组之间无统计学差异。NGF 在双相障碍患者中的病理生理学机制尚不明确。

4. GDNF

GDNF 与转化生长因子-β(TGF-β)家族有关,并且在整个大脑中都有表达。然而,GDNF 不能穿过血脑屏障,它也可由多种外周组织合成、分泌和激活。目前,尚不清楚这种神经营养因子的外周水平是否与其中枢神经系统水平有关。该因子通过 Ret 受体酪氨酸激酶和一个称为 GDNF 家族受体 α 1(GDNF family receptor α 1, GFRalpha-1)的多组分受体复合物发挥生物学效应。GDNF 是 GDNF 家族中第一个被发现的因子,并且已经被证明比其他神经营养因子更有效地促进多巴胺能神经元的存活。GDNF 还发挥神经保护作用,并负责中枢或外周神经元的发育和维持。此外,这种营养因子也与突触可塑性的调节有关。

一项来自日本学者的研究表明,GDNF 水平改变可能与双相障碍患者的病理生理学机制有关。研究结果发现,与健康对照组相比,双相障碍 Ⅰ 型和 Ⅱ 型患者的血液总 GDNF 水平较低。同年,另一项来自巴西的队列研究发现,与健康对照组相比,躁狂发作患者免疫细胞中 GDNF 含量增加,抑郁发作患者 GDNF 含量也增加,但是在缓解期患者中 GDNF 含量没有增加。国内有研究发现,在中国汉族人群中,与健康对照组比较,双相障碍躁狂发作和抑郁发作患者的血清 GDNF 水平均显著降低;而经过心境稳定剂治疗 8 周后,血清 GDNF 水平升高。此外,Rybakowski 等还调查了对稳定情绪药物有无反应的双相障碍患者的 GDNF 水平,发现两组之间没有统计学差异。这些关于 GDNF 在双相障碍中的作用研究表明,疾病的不同阶段和药物治疗均可改变营养因子的表达,GDNF 被认为是与药物反应相关的非特异性生物学标志物。

二、神经发育

除神经营养因子外,越来越多的证据表明神经胶质系统在双相障碍患者的病理生理学和表型中的重要性。星形胶质细胞、小胶质细胞和少突胶质细胞属于中枢神经系统中的神经胶质系统家族,神经元的稳态、支持和保护在很大程度上取决于大脑中的神经胶质细胞。

1. 神经胶质细胞的功能

(1)小胶质细胞:是大脑中的一种常驻免疫细胞。它既可以通过免疫反应增强吞噬能力、释放抗炎因子、维持脑组织的稳态和保护神经元,又可以通过增加炎性反应、降低有害蛋白清除能力来损伤神经元。研究发现,处于缓解期的Ⅰ型双相障碍患者右侧海马体小胶质细胞异常激活,提示小胶质细胞可能参与双相障碍的发生和发展。小胶质细胞的功能取决于它的极化状态,处于 M_1 极化可以使胶质细胞产生促炎细胞因子,如肿瘤坏死因子(TNF-α)、IL-1β,而 M_2 极化可以增加有利于受损神经元组织修复的神经营养因子和抗炎因子的产生。研究发现,双相障碍患者存在 IL-1、IL-2 和 IL-6 等细胞因子的改变,血清 TNF-α 水平在疾病急性发作时升高。单核细胞趋化蛋白 1(monocyte chemoattractant protein 1,MCP-1)是由小胶质细胞分泌的具有炎症及神经调节等活性的细胞因子;几丁质-3-样蛋白-1(chitinase-3-like protein 1,CHI3L1)是由活性小胶质细胞和星形胶质细胞产生的糖蛋白,与系统炎性免疫病、神经疾病相关;可溶性分化簇 14(soluble cluster of differentiation 14,sCD14)是小胶质细胞分泌的另一种标志物,它参与固有免疫反应以及介导细胞吞噬作用。研究发现,与健康对照组相比,处于缓解期的双相障碍患者脑脊液 MCP-1、CHI3L 以及血清 sCD14、CHI3L 的水平升高。尽管炎症反应在双相障碍患者的病理生理学中的确切作用机制尚不清楚,但激活的小胶质细胞是预测双相障碍发生和发展的潜在生物学标志物。

(2)少突胶质细胞:在白质中形成髓鞘。髓鞘是介导神经系统快速冲动传导的重要结构。神经影像学、尸体研究和基因关联研究结果显示,在精神分裂症、双相障碍及抑郁症患者中均存在少突胶质细胞异常。例如,尾状核少突胶质细胞超结构异常、前额皮质少突胶质细胞密度减少。现有证据表明,相较于健康对照者,双相障碍患者尾状核少突胶质细胞数量减少 33%。研究证实,额叶背外侧皮质灰质体积缩小与双相障碍患者的躁狂发作次数存在线性相关。此外,在双相障碍患者中也发现显著的白质改变。电镜研究显示,双相障碍患者的前额叶皮质和尾状核有少突胶质细胞凋亡和坏死的超微结构迹象。而

ErbB 是调节少突胶质细胞结构和功能的重要分子,被证明与包括双相障碍在内的神经精神疾病有关,少突胶质细胞 ErbB 信号的丢失可导致神经轴突髓鞘厚度减少和传导速度减慢,这可能也是双相障碍的一个潜在发病机制。

（3）星形胶质细胞:成人大脑中的糖原主要储存在星形胶质细胞中,通过单羧酸转运蛋白(monocarboxylate transporter, MCT)提供乳酸作为神经元细胞的能量来源,以来维持神经元功能。S100-B 是一种由星形胶质细胞产生的钙结合蛋白,神经病理学分析提示双相障碍抑郁发作患者的双侧海马体 CA1 区锥体层 S100-B 免疫活性星形胶质细胞数量减少,Brodmann 9 区 S100-B 水平降低,Brodmann 40 区 S100-B 水平升高。另一项荟萃分析结果则提示双相障碍患者外周血中的 S100-B 水平显著高于健康对照。

心境稳定剂是治疗双相障碍的一线药物,锂盐可抑制星形胶质细胞糖原合成,促进细胞内碱化,进而抑制肌醇摄取,导致肌醇磷酸/磷脂信号的抑制。星形胶质细胞内碱化被认为是心境稳定剂治疗双相障碍的治疗机制之一。最近的一项研究表明,丙戊酸盐可通过调节组蛋白修饰或转录因子活性增强星形胶质细胞中 GDNF 和 BDNF 的表达。另外,研究还发现,心境稳定剂可以调节束状伸长蛋白 zeta 1(fasciculation and elongation protein zeta 1, FEZ1)基因的表达,改善线粒体功能。FEZ1 参与维持星形胶质细胞突起延伸、线粒体结构及功能,这可能是心境稳定剂治疗双相障碍的潜在机制。长期使用此类药物,也可选择性抑制星形胶质细胞中海人藻酸受体亚基 GluK2 的 mRNA 和蛋白表达,这也被认为是该类药物的潜在作用机制之一。

2. 神经发育相关通路

（1）Gαs/cAMP 生成信号通路:在双相障碍患者外周细胞和尸脑组织中 Gαs 水平发生变化,深入研究双相障碍患者尸脑组织的 cAMP/PKA 系统发现,患者额叶、颞叶、枕叶和顶叶皮质的胞质部分以及小脑和丘脑的 PKA 调节亚基水平明显降低。PKA 的变化为双相障碍中 Gαs 介导的 cAMP 级联反应的失调提供了另一个重要证据。

（2）磷脂酰肌醇(PI)/蛋白激酶 C(PKC)信号通路:肾上腺素能、胆碱能和 5-羟色胺能受体的几种亚型与大脑中的 PI/PKC 系统耦联。锂盐可以通过抑制肌醇单磷酸酶来降低脑中肌醇水平,为第二信使系统在双相障碍患者的病理生理学中的作用提供支持。一项双相障碍全基因组关联分析(GWAS)发现,二酰基甘油激酶(diacylglycerol kinase, DGK)多态性与双相障碍的发病风险之间存在关联。DGK 是 PI 通路中的关键蛋白,也是 PKC 的上游调节因子。

(3) 糖原合成酶激酶-3(glycogen synthase kinase 3, GSK-3)介导的信号通路:GSK-3 在神经元存活、凋亡和突触可塑性等多种神经过程中发挥重要作用。该酶主要建立在 Wnt 和 PI3K/Akt 信号通路中。PI3K 和 Akt 是神经营养因子作用的介质,BDNF 与 TrkB 的结合导致细胞内信号通路的调节,包括PI3K 的激活,其中 Akt 是主要靶标。然后,GSK-3 被 Akt 磷酸化,导致下游神经营养作用,但是其中确切的机制尚未被发现。Wnt 可激活散乱蛋白(dishevelled protein, Dsh),后者能抑制 GSK-3β 和蛋白激酶 A(protein kinase A, PKA),GSK-3β 可以磷酸化其 β-链蛋白使其降解。锂盐通过抑制 GSK-3β、提高β-链蛋白水平产生抗凋亡效应,并可通过 T 细胞因子(T cell factor, TCF)/淋巴增强因子 1(lymphatic enhancement factor 1)刺激轴突生长。丙戊酸盐和其他抗惊厥药也可通过调节此过程来抗凋亡。

综上,双相障碍是一组高异质性疾病,尽管对双相障碍的生物学研究已显著扩大,但对其病理生理学机制尚未有准确的了解。近年来,神经营养因子及神经发育假说可能参与了双相障碍患者的发生和发展,为其病理学机制研究提供了新方向。

(刘晓华、刘婉莹)

第五节　肠道菌群和脑-肠轴假说

一、肠道菌群

1. 肠道菌群的组成

微生物聚集在人体肠道形成的复杂群落,称为肠道微生物区系,主要由细菌、真菌、病毒、古细菌以及其他原生生物等组成。据估计,人体肠道内有 3×10^{13} 个细菌,总和约是人体自身细胞计数的 10 倍,编码的基因总量为 300 多万个基因,约是人体基因的 150 倍。成年微生物群由 1 000 多个种和 7 000 多个菌株组成,主要包括 4 种微生物门,分别是厚壁杆菌门、拟杆菌门、变形杆菌门和放线菌门,约占健康成年人肠道菌群的 98%。其中厚壁杆菌门和拟杆菌门是优势菌种,分别占细菌总数的 60%~80% 、15%~25%。菌群在肠道的不同部位分布不同,从胃到结肠,微生物物种的多样性和密度纵向增加,与其功能属性相关,组成不同的生态位,在结肠中每升有 10^{11}~10^{12} 个微生物,含量最多、代谢最旺盛。

2. 肠道菌群的变化

在人的一生中,在机体发育的不同时期,肠道菌群处在动态变化之中。早在 1886 年,Escherich 提出婴儿肠道菌群的定植自分娩之时开始,而近期的研究结果显示,孕期母亲即可通过胎盘将自身的肠道微生物传递给胎儿。出生后的新生儿,早期菌群的定居者主要来自母体微生物区系(阴道、粪便、母乳、口腔及皮肤)和外界环境,主要的菌群为兼性厌氧细菌,如葡萄球菌、链球菌、肠球菌和肠杆菌。这些细菌构建了促进专性厌氧菌生长的厌氧环境,如双歧杆菌、类杆菌、梭菌,且在出生 1~2 周后占主导地位。微生物群的组成在生命早期的两个阶段发生巨大的变化:从出生到断奶,从断奶到成年。这是由饮食的进一步多样化所驱动的。母乳喂养可以刺激菌群多样化,母乳重要组成部分中的寡糖,有助于促进有益细菌的生长,这也提示了母乳喂养的重要性。之后随着固体食物的加入,双歧杆菌数量减少,但拟杆菌以及梭状芽孢杆菌簇 Ⅵ 和 XIV 逐渐增多,菌群的组成结构和功能逐渐向成年人方向转变,菌群的 α 多样性逐渐增加而 β 多样性逐渐下降。该时间大概需要 3 年或者更长的一段时间。健康成年人的菌群组成相对稳定。随着年龄的逐渐增加,双歧杆菌的数量会进一步减少,这也可能是老年人更容易生病的原因之一。

3. 肠道菌群的影响因素

肠道菌群的组成及多样性受多种因素影响,其中遗传因素是最早决定菌群的驱动因素。其他的环境因素如生产方式(顺产或者是剖宫产)、饮食习惯、益生菌、抗生素等的使用以及运动和机体的健康状态均会对其产生影响。顺产出生的新生儿,菌群的定植来自母亲的肠道和产道;而剖宫产出生的新生儿因为不与产道接触,其肠道微生物则来自母亲的皮肤、医院环境等。与顺产新生儿相比,经剖宫产出生的新生儿拟杆菌多样性降低,定殖延迟。高脂饮食模型小鼠的菌群组成在门水平上发生改变,表现为拟杆菌门数量减少、变形杆菌以及厚壁杆菌门数量增加。地中海饮食被认为是目前较为健康的饮食方式,其特点是水果、蔬菜、豆类以及肉类的均衡搭配,长期坚持可降低厚壁杆菌与拟杆菌的比例。Jeffrey Woods 教授的研究团队发现,移植了运动小鼠肠道排泄物的受体小鼠,其肠道内肠道菌群的 β 多样性发生改变,产生短链脂肪酸的菌群比例增加。同样,运动也可调节人肠道菌群的比例,使有益菌比例升高,但对于不同体重指数的人的影响不同,仍需进一步研究。

二、脑-肠轴

肠道微生物对人类健康至关重要,参与机体多种生理过程,包括发育、免疫应答和新陈代谢等。肠道微生物内稳态的破坏将导致有益微生物的损失和微生物多样性的减少。菌群失调与多种疾病如精神障碍等的发生密切相关。已有研究显示,中国青少年双相障碍患者抑郁发作时肠道菌群多样性与结构发生特征性改变,与健康人相比患者组肠道菌群的多样性降低,产生丁酸盐的菌属水平显著下降。另外一项研究通过给予双相障碍躁狂发作的患者益生菌来改变机体肠道菌群的多样性,发现 24 周后患者的再住院率下降。许多临床前的研究发现,肠道微生物可通过影响大脑的结构和功能进而影响人的情绪、认知和行为,但其作用机制尚未完全阐明。"脑-肠轴"概念的提出,为双相障碍发病机制的研究提供了新的思路。"脑-肠轴"主要是指胃肠道、肠道微生物以及大脑间信号分子的双向传递机制,主要包括神经、免疫和内分泌机制。

1. 神经机制

迷走神经是哺乳动物脑干中连接胃肠道和孤束核的主要神经,其感觉传入纤维主要分布于肠壁,但未穿越上皮质。因此,不直接感受肠道内的菌群信息,而是通过肠内分泌细胞表面分布的 Toll 样受体(TLR)感受来自菌群的如脂多糖(lipopolysaccharide,LPS)、短链脂肠酸(short-chain fatty acid,SCFA)等信息,经迷走神经表面分布的 5-羟色胺 3($5-HT_3$)受体接收后被激活并将信息传递至大脑。也有研究认为迷走神经表面存在 TLR,可将信号从肠腔传输到大脑的特定位置。Kaelbereret 等的研究认为,迷走神经可与肠内分泌细胞形成突触连接,促进信号通过谷氨酸神经传递到大脑。Han 等证明了迷走神经可将肠道内的信号传递至纹状体,促进多巴胺释放。切断迷走神经后,鼠李糖乳杆菌($JB-1$)调节小鼠抑郁样行为和 γ-氨基丁酸(GABA)介导的神经传递能力丧失。双相障碍患者机体内 GABA、多巴胺等水平异常,肠道菌群及其代谢产物可能通过激活迷走神经改变机体的神经递质水平,进而影响疾病的发生。

2. 免疫机制

双相障碍伴随着免疫炎症途径的激活,表现为促炎细胞因子、补体因子以及 T 细胞相关激活标志物水平的升高。肠道微生物区系可通过释放各种免疫激动剂,如 LPS 和肽聚糖(peptidoglycan,PGN)等进入血液循环,并经此途径进入大脑。从无菌小鼠脑中分离的小胶质细胞表现出不成熟的表型,并且对细菌 LPS 刺激的反应活性降低、促炎因子产生水平降低,在给小鼠注射抗生素并补充 SCFA 后,小胶质细胞的功能在两种情况下都得到了恢复,进一步证实了肠道微生物可影响免疫系统的发育。参与机体适应性免疫反应的 T 细胞亚群[包括 T 辅助细胞 1(Th1)、Th2 或 Th17]以及 T 调节细胞(Treg)数量和比例的调节等同样受肠道菌群及其代谢产物的调节。拟杆菌丰度的下降与 Th1 细胞反应的减少有关,可引起 Th1/Th2 失衡。$CD4^+$ Treg 细胞通过表达 *Foxp3* 转录因子、产生 IL-10 参与炎症反应通路,是炎症的负性调控细胞。来自人肠道的共生细菌脆弱芽孢杆菌和来自梭状芽孢杆菌属的Ⅳa、Ⅳ和Ⅷ亚型可以刺激 Treg 细胞的分化。节段性丝状细菌(SFB)附着在回肠上皮细胞的表面,诱导固有层 Th17 细胞产生 IL-17 和 IL-22,是 Th17 发生反应的主要驱动因素。由肠道细菌分解膳食纤维产生的 SCFA,主要包括丁酸、丙酸和醋酸,一方面,可以通过传统的 G 蛋白耦联受体(G-protein coupled receptor,GPCR)发挥作用,另外,也可以通过调节组蛋白去乙酰化酶来影响免疫反应过程中的基因表达和细胞增殖。

3. 内分泌机制

研究发现,双相障碍患者下丘脑-垂体-肾上腺轴(hypothalamic-pituitary-adrenalaxis,HPA 轴)功能及发育异常,肠道菌群参与 HPA 轴的发育成熟,也参与 HPA 轴在整个生命周期中的反应。HPA 轴是应激反应的主要组成部分,促肾上腺皮质激素释放激素受体在大脑和肠道内均有分布。有研究对无菌小鼠进行束缚应激刺激 1 小时后发现,血浆促肾上腺皮质激素(adrenocorticotrropic hormone,ACTH)和皮质酮升高的程度高于无特定病原体小鼠;同时糖皮质激素敏感试验发现,皮质酮以剂量依赖的方式响应束缚应激而使血浆 ACTH 水平下降的程度无菌小鼠明显低于无特定病原体小鼠。该结果提示无菌小鼠对 HPA

的敏感度较低。有研究发现,双相障碍患者双歧杆菌水平与皮质醇含量呈负相关。同时,也有研究发现乳杆菌和双歧杆菌可以产生 GABA,链球菌和肠球菌可以产生 5 -羟色胺,大肠杆菌可以产生去甲肾上腺素等。

根据目前的研究结果,已证实肠道菌群参与双相障碍的发病过程,肠道菌群通过脑-肠轴影响外周及中枢神经免疫及代谢过程,也可直接激活迷走神经改变中枢神经递质水平,通过神经、免疫和内分泌等途径影响中枢神经系统。但肠道菌群是否具有特异性,是否能成为双相障碍的特异性生物学指标还需要进一步探索。

(胡少华、张佩芬)

第六节　代谢障碍假说

流行病学调查显示双相障碍患者的代谢综合征(metabolic syndrome,MS)共病率是普通人群的 1.6~2.0 倍,代谢异常导致双相障碍患者的病死率提高 1.9~2.1 倍。一项针对年轻的双相障碍或抑郁症患者的横断面研究发现,与健康人群相比,双相障碍和抑郁症患者的代谢综合征患病率更高。代谢障碍是双相障碍病因机制的一个重要假说。双相障碍患者存在能量代谢异常、糖脂代谢异常、磷脂代谢异常、氨基酸代谢异常等,本节将对双相障碍患者的代谢异常进行讨论。

一、线粒体异常导致能量代谢异常

线粒体(mitochondria,Mt)是生产高能量分子腺苷三磷酸(adenosine triphosphate,ATP)的主要工厂,线粒体功能异常导致能量代谢异常与双相障碍紧密相关。磁共振波谱分析(magnetic resonance spectroscopy,MRS)进行活体组织代谢物定量分析发现,双相障碍患者存在磷脂代谢和细胞能量代谢异常。

MRS 发现,双相障碍患者的乳酸水平升高,pH 值、磷酸肌酸和 ATP 水平下降。未服药的双相障碍患者 pH 值同样降低,提示 pH 值降低与双相障碍的病理学相关而非药物所致;磷酸肌酸作为高能磷酸盐的储备,当神经元高活性时消耗磷酸肌酸以维持 ATP 的浓度。稳定期和躁狂期双相障碍患者右侧前额叶磷酸肌酸水平显著降低,其肌酸和磷酸肌酸水平与汉密尔顿抑郁症 17 项评分量表(17 - Item Hamilton Depression Rating Scale)呈负相关,也就是说肌酸和磷酸肌酸越低,抑郁症状越严重。对锂盐治疗抵抗的双相障碍患者亦出现磷酸肌酸水平降低。此外,未服药的双相障碍患者 GABA 和灰质乳酸水平增加,提示其脑内代谢途径从线粒体氧化磷酸化向糖酵解偏移。当线粒体代谢功能完整时,脑脊液乳酸水平不会升高,当线粒体功能紊乱时,乳酸发生堆积。乳酸增高通常被用作线粒体疾病的诊断工具。MRS 显示双相障碍患者尾状核和前扣带回皮质乳酸水平升高,脑脊液中乳酸水平也升高。

N -乙酰天冬氨酸(N - acetylaspartate, NAA)是脑内第二大含量丰富物质,是神经元存活能力、完整性和代谢功能的生物标志物。NAA 在线粒体中形成,与线粒体氧化磷酸化密切相关。MRS 发现,与对照组相比,双相障碍患者的背外侧前额叶皮质、框额叶灰质、海马等 NAA 水平显著降低,提示神经元/轴突丢失或神经元代谢水平下降。即使是稳定期和未服药的双相障碍患者同样出现 NAA 水平下降,提示 NAA 水平降低与疾病自身相关,而非药物所致。

此外,遗传学研究也发现线粒体相关基因多态性/突变及表达异常与双相障碍相关。线粒体呼吸复合物的所有亚基(除复合物Ⅱ)均由核 DNA 和线粒体 DNA(mtDNA)共同编码。mtDNA 编码 13 个线粒体蛋白,包括线粒体中能量产生链的控制标志物 NADH 脱氢酶的 7 个 ND 亚基(复合物Ⅰ)、细胞色素 c 氧化酶(cytochrome c oxidase,COX)的 3 个亚基(复合物Ⅳ)、ATP 合成酶的 2 个亚基(复合物Ⅴ)以及辅酶 Q10 -细胞色素 c 还原酶的脱血红素细胞色素 b(复合物Ⅲ)。遗传学研究显示,复合物Ⅰ的 MT - ND3 亚基氨基酸基因的 A10398G、5178 C/A 多态性及 MT - ND1、MT - ND2、MT - ND3 和 MT - ND5 多态性均与双相障碍发病相关,G10398A 多态性还与锂治疗反应相关。双相障碍患者的尸检结果显示,与线粒体相关的 23 个基因表达改变,其中 8 个为电子传递链(ETC)组分,分别为编码复合物Ⅰ亚基的 NDUFS7 和 NDUFS8、复合物Ⅲ亚基的 UQCRC2、复合物Ⅳ亚基的 COX5A 和 COX5C,以及复合物Ⅴ亚基的 ATP5C1、ATP5G 和 ATP5G3。未服药的双相障碍患者的编码复合物Ⅰ亚基成分 NDUFV2 等呼吸链组分的基因表达上调。

除了能量生产，线粒体还与很多功能相关，如调节自由基、抗氧化、脂质过氧化作用、钙代谢以及参与细胞凋亡的内源性途径等。动物研究表明，线粒体内钙离子的失调与双相障碍的病理过程明显相关。mtDNA 聚合酶（mutPOLG）突变小鼠脑内 mtDNA 缺陷随时间累积，并导致线粒体对钙离子吸收率增加，使该小鼠表现出双相障碍样行为。

近年来，由于来源于患者的诱导多能干细胞（induced pluripotent stem cell，iPSC）可以反映疾病的遗传多样性，特别适于模拟和研究复杂遗传变异导致疾病的发病机制。因此，iPSCs 技术成为研究脑发育疾病的重要工具。双相障碍患者来源的 iPSCs 生成的海马齿状回颗粒细胞样神经元表明，双相障碍患者神经元的线粒体基因表达显著上升，线粒体膜电位（mitochondrial membrane potential，MMP）升高、线粒体功能增强，后者为神经元动作电位放电提供额外的能量。对锂治疗敏感的双相障碍患者的 iPSC 诱导分化的神经元经过锂处理后，其大量异常表达的线粒体基因和线粒体功能恢复正常。目前认为，iPSC 诱导分化的脑类器官是研究脑发育的有力模型。有研究发现，与健康对照相比，双相障碍患者脑类器官的神经元线粒体相关内质网膜（mitochondria-associated endoplasmic reticulum membranes，MAM）功能显著降低。MAM 是内质网通过一系列蛋白质与线粒体外膜相连所形成的区域，其在细胞的脂质代谢、Ca^{2+} 信号转导、线粒体的分离融合、线粒体自噬等方面发挥着重要作用。以上来自双相障碍患者 iPSC 诱导分化模型的研究结果都证实线粒体功能异常与双相障碍密切相关。

MRS 检测、遗传分析、尸脑研究、动物模型研究以及患者来源的 iPSC 诱导分化模型研究，都支持线粒体功能障碍在双相障碍中的作用。mtDNA 线粒体 DNA 突变和多态性、受损的磷脂代谢和糖酵解、ATP 产物减少、增加的氧化应激、细胞内钙离子转变也成为心境障碍和心境稳定剂效应的重要考虑指标。

越来越多的证据显示，双相障碍存在能量代谢异常，尤其是以线粒体功能受损为核心的能量代谢障碍已经成为双相障碍发病的一个重要假说。

二、三大营养物质代谢异常和甲状腺功能异常

糖、脂、氨基酸代谢异常与双相障碍的发病相关。

双相障碍患者抑郁发作期与抑郁症患者一样存在血清葡萄糖、总胆固醇和低密度脂蛋白胆固醇水平及体重指数的增高，而血清高密度脂蛋白胆固醇水平降低，腹型肥胖的患病率增加。与健康对照相比，双相障碍患者的血清胰高血糖素（glucagon）、胰高血糖素样肽-1（glucagon-like peptide-1，GLP-1）及饥饿素（ghrelin）水平下降，抑胃肽（gastric inhibitory peptide，GIP）水平升高，提示双相障碍患者存在糖代谢异常。流行病学也发现，双相障碍患者出现代谢综合征（MS）的风险显著高于普通人群，且是双相障碍不良预后的主要原因之一。除了疾病本身的影响，药物也对双相障碍患者的代谢异常起十分重要的作用，如非典型抗精神病药及部分抗癫痫药导致糖脂代谢异常已得到大量研究证实。此外，碳酸锂的使用可能会导致甲状腺功能减退发病，后者可能导致人体脂肪的重新分布或过度堆积。

一项关于双相障碍患者心脏代谢风险因素的队列研究发现，与健康对照相比，未用药双相障碍患者空腹甘油三酯水平显著升高，提示双相障碍患者用药前就出现脂代谢异常。此外，I 型双相障碍患者 ω-3 多不饱和脂肪酸（polyunsaturated fatty acid，PUFA）指数降低。英国剑桥大学应用质谱高通量法分析健康人群、精神分裂症和双相障碍患者的前额叶白质和灰质的脂质谱，发现相较健康对照组，双相障碍患者和精神分裂症患者的灰质和白质的游离脂肪酸、卵磷脂水平均发生显著改变，患者白质中神经酰胺（ceramides）水平显著升高。灰质卵磷脂水平受抗精神病药物影响，而白质卵磷脂水平不受抗精神病药物影响。游离脂肪酸和神经酰胺的改变也不受抗精神病药物治疗影响。红细胞脂质谱分析同样发现游离脂肪酸和神经酰胺的浓度显著改变。德国研究团队针对血浆中有生物活性脂类的脂质组学分析发现，双相障碍患者和抑郁症患者的神经酰胺及其己糖代谢产物（hexosyl-metabolites）水平显著高于健康对照者，且特定抗精神病药物会增加患者的脂质代谢负担。脂质异常在中枢神经系统和外周组织都可被检测到，提示脂质异常可能是双相障碍等精神疾病的本质特征。

氨基酸异常也与双相障碍的发病密切相关。谷氨酸（glutamate）是脑内含量最丰富的一种神经递质，也是谷氨酰胺（glutamine）、GABA、谷胱甘肽（glutathione）等的前体，还是蛋白质的基本成分和中间代谢产物。谷氨酸、谷氨酰胺、肌酸以及这些代谢产物之间的比值在代谢组学文献中被广泛引用。一项代谢物差异分析研究发现，α-酮异戊酸（α-ketoisovaleric acid）、α-酮戊二酸

（α‐ketoglutaric acid）、N‐乙酰天冬氨酸谷氨酸（N‐acetylaspartyl glutamic acid）、N‐乙酰苯丙氨酸（N‐acetyl-phenylalanine）和谷氨酰胺仅在双相障碍患者中发现或改变，提示它们可能成为双相障碍的生物标志物。

另外，同型半胱氨酸（homocysteine，Hcy）升高也与双相障碍等精神疾病密切相关。Hcy 主要通过氧化应激（oxidative stress，OS）影响双相障碍的发生与病情变化。Hcy 极易氧化，氧化过程中不仅释放出大量活性氧，还在转录水平抑制抗氧化剂——还原型谷胱甘肽（reduced glutathione）的生成，引起组织、细胞的损伤，并抑制细胞 DNA 对 OS 所造成损伤的修复功能，导致神经细胞逐步发生不可逆的损害。除了 OS 机制，Hcy 还能通过激活 NMDA 受体产生兴奋性细胞毒性反应，直接导致神经元变性或凋亡。另外，Hcy 促使低密度脂蛋白过氧化，并通过抑制谷胱甘肽过氧化物酶活性减少 NO 的生成，影响患者的脑血管状态，从而间接对患者的精神状态产生不利影响。临床研究发现，高 Hcy 血症更多见于男性双相障碍患者，且其浓度在躁狂相与抑郁相之间并无统计学差异。研究还发现，双相障碍患者的 Hcy 浓度与叶酸、维生素 B_{12} 浓度呈负相关，后者在精神疾病的发生和发展中也起着重要作用。基因研究发现，高 Hcy 血症通过亚甲基四氢叶酸还原酶蛋白编码基因（MTHFR）多态性与双相障碍的发生风险相关，MTHFR 是叶酸代谢与甲硫氨酸代谢中的关键酶。就临床症状及功能损害而言，高 Hcy 影响双相障碍患者的认知功能，尤其是言语功能、执行功能与即刻记忆。值得一提的是，研究发现，丙戊酸钠、拉莫三嗪等临床上广泛使用的心境稳定剂可增加血液中的 Hcy 浓度，并影响叶酸代谢，这也对心境稳定剂治疗双相障碍提出了挑战。

甲状腺激素是由甲状腺所分泌的激素，有促进生长发育、调节新陈代谢、提高神经系统兴奋性等作用。甲状腺素对代谢的影响主要有两个方面：一是产热，即提高组织耗氧率、增加产热效应、提高基础代谢率；二是控制蛋白质、脂肪以及碳水化合物三大营养物质的代谢。甲状腺激素通过加速糖和脂肪代谢，特别是促进许多组织的糖、脂肪及蛋白质的分解氧化过程，从而增加机体的耗氧量和产热量，增加产热效应，使基础代谢率增高。甲状腺功能异常是导致三大营养物质代谢异常的可能原因之一。促甲状腺激素（thyroid stimu lating hormone，TSH）是由腺垂体分泌的激素。腺垂体分泌促甲状腺激素一方面受下丘脑分泌的促甲状腺素释放素（thyrotropin releasing hormone，TRH）的促进性影响，另一方面又受到甲状腺激素反馈性的抑制性影响,两者互相拮抗。人体主要依靠下丘脑-垂体-甲状腺轴(hypothalamic-pituitary-thyroid axis,HPT 轴)调节和维持甲状腺素分泌的相对恒定。

很多研究表明,HPT 轴功能失调在双相障碍的病理生理、临床病程和治疗都发挥关键作用。甲状腺功能减退与双相障碍患者抑郁和躁狂的快速转换有关,快速循环型双相障碍患者甲状腺功能减退的发生率更高。此类患者用甲状腺激素治疗可能有效。部分双相障碍患者,尤其是女性及难治性患者存在甲状腺功能低下。据统计,18%～25%的抑郁发作患者有不同程度的甲状腺功能减退,9%～20%的抑郁发作患者抗甲状腺抗体水平增高。研究发现,双相障碍患者共病桥本甲状腺炎的发生率较高,进一步用单光子发射计算机断层扫描(SPECT)检查,双相障碍患者和桥本甲状腺炎患者均发现脑皮质的不对称灌注现象,提示两者之间可能存在共同致病通路。此外,甲状腺功能减退与双相障碍患者抑郁和躁狂的转换有关,尤其是快速循环型双相障碍患者甲状腺功能减退的发生率更高。由于疾病长期反复发作可能导致神经内分泌调节功能改变,后者反过来又加重疾病本身,从而形成恶性循环。静息态功能磁共振成像研究发现,未用药的双相障碍 Ⅱ 型抑郁患者与健康对照相比,低频波动振幅(amplitude of low-frequency fluctuations,ALFF)发生改变,同时血清 TSH 水平降低,且在常规频段中 TSH 水平与双侧楔前叶/后扣带回皮质(PCu / PCC)的 ALFF 值呈正相关,表明双相障碍 Ⅱ 型抑郁患者存在 PCu / PCC 中固有活性异常,且与 TSH 水平有关。

三、营养失衡导致的维生素及金属元素代谢异常

与双相障碍密切相关的维生素主要有维生素 A、维生素 C、维生素 D、维生素 E 及 B 族维生素。其中维生素 A、维生素 C、维生素 E 被认为是经典的抗氧化三剑客。维生素 A、维生素 C、维生素 E 主要作为保护因子,通过抗氧化作用来减少双相障碍的发生。已有较多临床研究表明,双相障碍患者的血清维生素 A、维生素 C、维生素 E 浓度下降,而适当补充维生素 A、维生素 C、维生素 E 可缓解双相障碍患者的精神状态,并对远期预后有积极影响。另有研究表明,体内维生素 A、维生素 C、维生素 E 减少可促使脂质过氧化,加重脑组织 DNA 和

RNA 损伤。此外,维生素 C 还可通过改善抗氧化酶活性和降低大脑中的丙二醛含量来改善患者的脑功能,三者中维生素 C 在双相障碍的发生和进展中起着尤为重要的作用。

B 族维生素对人体的物质代谢至关重要。常以辅酶形式参与到各种生理过程当中,对大脑结构和功能至关重要,其家族成员相当广泛。肌醇是维生素 B 的一种,是广泛分布于动植物体内的代谢组分。它可以降低胆固醇,帮助体内脂肪再分配。肌醇在供给脑细胞营养上也扮演着重要的角色。一些研究发现,双相障碍患者脑组织的前扣带回皮质肌肉肌醇(内消旋肌醇)浓度升高,使用锂盐治疗后肌肉肌醇浓度显著降低。肌肉肌醇在 II 型肌醇单磷酸酶(inositol monophosphatase type II,IMPase II)的催化下合成,锂离子可能通过竞争性抑制 IMPase II,降低神经元中肌肉肌醇浓度。

维生素 B_6 作为 B 族维生素家族中最广泛存在的辅酶,参与 100 多种酶的催化反应,在糖脂代谢及部分氨基酸的合成代谢中起重要作用。维生素 B_6 作为辅酶催化 5 -羟色胺、多巴胺、谷氨酸、氨基丁酸(GABA)及褪黑素等中枢神经系统关键递质的合成。因此,维生素 B_6 对包括双相障碍在内的诸多精神疾病具有重要的诊疗意义。维生素 B_6 还具有广泛的抗炎特性,在各种精神疾病中起神经保护作用。临床和流行病学研究表明,维生素 B_6 缺乏会增加精神疾病共病炎症性疾病的风险。动物实验显示,维生素 B_6 可增强血脑屏障功能,抑制前额叶皮质与海马的炎性细胞及炎性因子浸润,由此推测可改善双相障碍患者的认知功能。

维生素 B_{12} 与叶酸(维生素 B_9)对于双相障碍的关联与 Hcy 有关。如前文所述,高 Hcy 血症常伴随维生素 B_{12} 与叶酸的缺乏。作为一种氨基酸的中间体,Hcy 在循环代谢过程中需要维生素 B_{12} 作为辅酶,并由 5 -甲基四氢叶酸提供甲基。因此,Hcy 浓度升高被认为是叶酸和维生素 B_{12} 缺乏的敏感标志物。由叶酸和维生素 B_{12} 缺乏继发的高 Hcy 血症会加重炎症反应与氧化应激,损害肠道屏障与血脑屏障功能,增加 NMDA 受体介导的神经毒性,导致线粒体功能障碍,诱导神经元凋亡,影响单胺类神经递质合成,诱发或加重双相障碍等诸多精神疾病。临床研究发现,补充叶酸和维生素 B_{12} 可辅助改善双相障碍患者的病情。

维生素 B_3 又称为烟酸。20 世纪中叶,临床医生发现严重的烟酸缺乏会导致分裂症样症状。因此,早在 1957 年烟酸就被提倡用于精神分裂症的治疗。

烟酸具有广泛的抗炎、免疫调节、抗氧化和神经保护功能,且可作为降脂药物降低脂蛋白 a、甘油三酯及低密度脂蛋白胆固醇浓度,延缓动脉粥样硬化的发生,适用于合并代谢综合征的双相障碍或精神分裂症患者。值得一提的是,烟酸与肠道菌群联系密切,其与肠道微生物产生的丁酸盐具有共同受体,并通过抑制 κB 途径减少促炎因子的释放。研究发现,烟酸有助于抑制肠道屏障的渗透性。因此,推测烟酸在菌-肠-脑轴中扮演着重要的中间作用,值得进一步深入研究。

维生素 B_1 又称为硫胺素,是大脑主要能量来源——葡萄糖代谢的调节剂。其作为辅酶广泛参与三大物质的能量代谢,同时也参与线粒体中 ATP 的合成。维生素 B_1 还参与谷氨酸、ACH、GABA 等神经递质的代谢,对于神经元发育、突触可塑性、认知功能、情绪调节有着重要意义。目前,维生素 B_1 与双相障碍之间的关系尚未明确,但缺乏维生素 B_1 的患者可出现激动易怒、情绪低落、疲劳虚弱、睡眠障碍和行为混乱等类似双相障碍的临床表现。此外,对于共病酒依赖的双相障碍来说,维生素 B_1 的重要性更显突出。酒精中毒导致胃肠道对维生素 B_1 的吸收明显减少,引起科萨科夫综合征甚至韦尼克脑病,严重影响患者的病情。

维生素 D 在钙磷代谢、骨质形成、免疫调节、炎症控制等方面起重要作用,近年来认为维生素 D 对于免疫调节的作用在于它能够维持促炎与抗炎的平衡。随着炎症假说在众多神经精神疾病发病机制中的兴起,维生素 D 调节炎症的功能也受到极大的关注。目前,有研究认为,重性精神障碍患者的血清维生素 D 水平低于正常人群,而心境障碍患者的维生素 D 水平则低于精神分裂症患者,但双相障碍患者与抑郁症患者之间并无显著性差异。有趣的是,部分临床研究显示维生素 D 水平与躁狂相的相关性更加明显,且在躁狂发作时补充维生素 D 可使杨氏躁狂状态评定量表(Young Mania Reting Scale,YMRS)的分数降低。除了神经免疫调节功能之外,研究还发现维生素 D 能够直接影响大脑发育、神经元分化、神经保护和人类行为的调节,并在近十年中逐步形成了维生素 D 相关的情绪障碍的神经刺激假说。此外,鉴于越来越多的证据提示维生素 D 缺乏与心脑血管疾病之间的关联,补充维生素 D 能够降低双相障碍共病心脑血管疾病患者的病死率。

金属元素对于维持正常的大脑结构与功能十分重要,可分为常量元素(如钠、钾、钙及镁等)与微量元素(如铜、铁及锌等),体内金属元素过量或不足均会导致包括双相障碍在内的诸多神经精神疾病的发生。

铜是体内一些重要蛋白和酶的重要组成部分,可影响突触可塑性,与人们的学习和记忆密切相关。较低水平的铜离子浓度可以激活 NMDA 受体,增加谷氨酸的传递,有助于提高大脑的高级功能;但 NMDA 受体的过度激活也会造成谷氨酸等兴奋性氨基酸中毒,反而导致精神异常。有研究发现,双相障碍患者抑郁发作时,患者的血铜浓度下降,导致 NMDA 受体过度兴奋,谷氨酸调节异常。另外,铜离子水平降低可影响铜锌超氧化物歧化酶与铜蓝蛋白浓度,而后两者具有重要的抗炎、抗氧化作用。因此,铜可通过影响两者的活性来间接影响双相障碍的发病。

锌在人脑内的含量明显高于外周,对维持脑结构和功能十分重要。缺锌可影响突触受体数目、结构及敏感性,使单胺类神经递质的分泌与重吸收发生障碍,从而导致双相障碍及其他心境障碍的发生。研究发现,细胞因子介导的先天免疫功能异常症状存在于大多数双相障碍患者中,而锌可调节免疫细胞活性,适当补锌可增强机体免疫功能,从免疫机制上改善双相障碍患者的病情。另外,如前所述,锌与铜一起影响铜锌超氧化物歧化酶活性,从而通过炎症与氧化应激机制影响双相障碍的发生与进展。

细胞内的游离钙离子常作为第二信使发挥信号转导作用,过多钙离子内流可造成神经元钙超载,产生细胞毒性作用。临床研究显示,双相障碍患者血小板及淋巴细胞内钙离子浓度明显高于健康志愿者,且胞内钙离子浓度在双相躁狂与双相抑郁之间并无统计学差异,提示胞内钙离子浓度升高(游离钙离子不足)可能是双相障碍疾病本身的标志物,而非不同病程的标志物。另外,碳酸锂可抑制肌醇单磷酸酶,减少肌醇生成,导致依赖肌醇激活的钙通道活性下降而使钙内流减少,这也被认为是碳酸锂治疗双相障碍的机制之一。钙离子还可通过作用于环磷酸腺苷效应元件结合蛋白来调控 BDNF 和 B 淋巴细胞瘤-2 蛋白的表达。后两者均能够促进神经元再生并抑制细胞凋亡,在额叶、颞叶和边缘系统发挥神经营养和神经保护的作用。此外,多项临床试验提示钙离子通道阻滞剂对双相躁狂和双相抑郁均有疗效,这也从侧面佐证了钙离子与双相障碍之间的关系。

与钙离子相似,胞内镁离子浓度而非外周血镁水平与双相障碍的发生有关。针对未经治疗的双相障碍患者的研究发现,在其躁狂发作期间细胞内镁离子浓度和血浆锌浓度显著下降,而当使用卡马西平或丙戊酸钠后细胞内镁离子和血浆锌的总浓度有所回升。另有药理学研究显示,氟哌啶醇与利培酮都显著提高了细胞内镁离子浓度,但未引起血浆镁浓度的明显变化,而碳酸锂也可升高细胞内的镁浓度,且细胞内镁浓度的增加与临床症状的改善呈正相关关系。进一步研究发现镁可减少谷氨酸释放,并拮抗 NMDA 受体的作用,导致 GABA系统活性的增强,使情绪避免过度兴奋、保持平稳。

四、小结

总体来说,人体大脑是最耗能的器官。因此,营养及能量代谢异常很可能会影响大脑的正常功能。目前研究发现,大量物质和能量的代谢异常都与双相障碍的发病相关,包括线粒体异常导致的细胞能量代谢异常,糖、脂、蛋白质的代谢异常和甲状腺功能异常,以及营养失衡导致的维生素和金属元素的代谢异常等。随着研究的继续深入,双相障碍患者的代谢异常尤其是能量代谢异常假说将得到更加清晰的阐释,也为双相障碍的诊治提供新的可能。

(崔东红、张　阳、濮正平)

------------------------------ 参考文献 ------------------------------

［1］Merikangas K R, Jin R, He J P, et al. Prevalence and correlates of bipolar spectrum disorder in the world mental health survey initiative［J］. Arch Gen Psychiatry, 2011, 68(3): 241 – 251.

［2］Huang Y, Wang Y, Wang H, et al. Prevalence of mental disorders in China: a cross-sectional epidemiological study［J］. Lancet Psychiatry, 2019, 6(3): 211 – 224.

［3］Kieseppa T, Partonen T, Haukka J, et al. High concordance of bipolar I disorder in a nationwide sample of twins［J］. Am J Psychiatry, 2004, 161(10): 1814 – 1821.

［4］McGuffin P, Rijsdijk F, Andrew M, et al. The heritability of bipolar affective disorder and the genetic relationship to unipolar depression［J］. Arch Gen Psychiatry, 2003, 60(5): 497 – 502.

［5］Stahl E A, Breen G, Forstner A J, et al. Genome-wide association study identifies 30 loci associated with bipolar disorder［J］. Nat Genet, 2019, 51(5): 793 – 803.

[6] Palmier-Claus J E, Berry K, Bucci S, et al. Relationship between childhood adversity and bipolar affective disorder: systematic review and meta-analysis[J]. Br J Psychiatry, 2016, 209(6): 454 - 459.

[7] Rowland T A, Marwaha S. Epidemiology and risk factors for bipolar disorder[J]. Ther Adv Psychopharmacol, 2018, 8(9): 251 - 269.

[8] van Laar M, van Dorsselaer S, Monshouwer K, et al. Does cannabis use predict the first incidence of mood and anxiety disorders in the adult population[J]. Addiction, 2007, 102(8): 1251 - 1260.

[9] Misiak B, Stramecki F, Gaweda L, et al. Interactions between variation in candidate genes and environmental factors in the etiology of schizophrenia and bipolar disorder: a systematic review[J]. Mol Neurobiol, 2018, 55(6): 5075 - 5100.

[10] Miró X, Meier S, Dreisow M L, et al. Studies in humans and mice implicate neurocan in the etiology of mania[J]. Am J Psychiatry, 2012, 169(9): 982 - 990.

[11] McCaffreya U, Cannonb D M, Hallahan B. The muscarinic-cholinergic system as a target in the treatment of depressive or manic episodes in bipolar disorder: a systematic review and meta-analysis[J]. J Affect Disorders Rep, 2021, 100235.

[12] Giurgiuca A, Schipor S, Caragheorgheopol A, et al. Platelet serotonin as biomarker for assessing suicidal behaviour in patients with bipolar I disorder [J]. Endocrinol (Buchar): 2016, 12(3): 275 - 281.

[13] Newberg A R, Catapan L A, Zarate C A, et al. Neurobiology of bipolar disorder[J]. Expert Rev Neurother, 2008, 8(1): 93 - 110.

[14] Leake A, Fairbairn A F, McKeith I G, et al. Studies on the serotonin uptake binding site in major depressive disorder and control post-mortem brain: Neurochemical and clinical correlates[J]. Psychiatry Res, 1991, 39(2): 155 - 165.

[15] Pålsson E, Sellgren C, Rydén E, et al. Cerebrospinal fluid monoamine metabolite profiles in bipolar disorder, ADHD, and controls[J]. J Neural Transm (Vienna): 2017, 124(9): 1135 - 1143.

[16] De Bellis M D, Geracioti T D, Altemus M, et al. Cerebrospinal fluid monoamine metabolites in fluoxetine-treated patients with major depression and in healthy volunteers[J]. Biol Psychiatry, 1993, 33(8): 636 - 641.

[17] Nikolaus S, Mamlins E, Hautzel H, et al. Acute anxiety disorder, major depressive disorder, bipolar disorder and schizophrenia are related to different patterns of nigrostriatal and mesolimbic dopamine dysfunction[J]. Rev Neurosci, 2019: 381 - 426.

[18] Bymaster F P, Felder C C. Role of the cholinergic muscarinic system in bipolar disorder and related mechanism of action of antipsychotic agents[J]. Mol Psychiatry, 2002, 7(1): 57 - 63.

[19] Chen G, Henter I D, Manji H K. Presynaptic glutamatergic dysfunction in bipolar disorder[J]. Biol Psychiatry, 2010, 67(11): 1007 - 1009.

[20] Blacker C J, Lewis C P, Frye M A, et al. Metabotropic glutamate receptors as emerging research targets in bipolar disorder[J]. Psychiatry Res, 2017, 257: 327 - 337.

[21] Romeo B, Choucha W, Fossati P, et al. Meta-analysis of central and peripheral γ - aminobutyric acid levels in patients with unipolar and bipolar depression[J]. J Psychiatry Neurosci, 2017, 42(6): 160228.

[22] Torrey E F, Barci B M, Webster M J, et al. Neurochemical markers for schizophrenia, bipolar disorder, and major depression in postmortem brains[J]. Biol Psychiatry, 2005, 57(3): 252 - 260.

[23] Chen M, Jiang Q, Zhang L. The prevalence of bipolar disorder in autoimmune disease: a systematic review and meta-analysis[J]. Ann Palliat Med, 2021, 10(1): 350 - 361.

[24] Benedetti F, AggioV, Pratesi M L, et al. Neuroinflammation in bipolar dpression[J]. Front Psychiatry, 2020, 11: 71.

[25] Munkholm K, Braüner J V, Kessing L V, et al. Cytokines in bipolar disor der vs. healthy control subjects: a systematic review and meta-analysis[J]. J Psychiatr Res, 2013, 47(9): 1119 - 1133.

[26] Lu J, Ma L F, Jiang J J, et al. Linking peripheral CD8(+) single-cell transcriptomic characteristics of mood disorders underlying with the pathological mechanism[J]. Clin Transl Med, 2021, 11(7): e489.

[27] Knijff E M, Breunis M N, Kupka R W, et al. An imbalance in the production of IL - 1beta and IL - 6 by monocytes of bipolar patients: restoration by lithium treatment[J]. Bipolar Disord, 2007, 9(7): 743 - 753.

[28] Czerski P M, Rybakowski F, Kapelski P, et al. Association of tumor necrosis factor - 308G/A promoter polymorphism with schizophrenia and bipolar affective disorder in a Polish population[J]. Neuropsychobiology, 2008, 57(1 - 2): 88 - 94.

[29] Sayana P, Colpo G D, Simões L R. A systematic review of evidence for the role of inflammatory biomarkers in bipolar patients[J]. J Psychiatr Res, 2017, 92: 160 - 182.

[30] Felger J C, Lotrich F E. Inflammatory cytokines in depression: neurobiological mechanisms and therapeutic implications[J]. Neuroscience, 2013, 246: 199 - 229.

[31] Miller A H, Maletic V, Raison C L. Inflammation and its discontents: the role of cytokines in the pathophysiology of major depression [J]. Biol Psychiatry, 2009, 65(9): 732 - 741.

[32] Savitz J, Frank M B, Victor T, et al. Inflammation and neurological disease-related genes are differentially expressed in depressed patients with mood disorders and correlate with morphometric and functional imaging abnormalities[J]. Brain Behav

Immun, 2013, 31: 161 - 171.

[33] Grosse L, Hoogenboezem T, Ambrée O, et al. Deficiencies of the T and natural killer cell system in major depressive disorder: T regulatory cell defects are associated with inflammatory monocyte activation[J]. Brain Behav Immun, 2016, 54: 38 - 44.

[34] Baldessarini R J, Undurraga J, Vázquez G H, et al. Predominant recurrence polarity among 928 adult international bipolar I disorder patients[J]. Acta Psychiatr Scand, 2012, 125(4): 293 - 302.

[35] Vogels R J, Koenders M A, van Rossum E F, et al. T cell deficits and overexpression of hepatocyte growth factor in anti-inflammatory circulating monocytes of middle-aged patients with bipolar disorder characterized by a high prevalence of the metabolic syndrome[J]. Front Psychiatry, 2017, 8: 34.

[36] Wu W, Zheng Y L, Tian L P, et al. Circulating T lymphocyte subsets, cytokines, and immune checkpoint inhibitors in patients with bipolar II or major depression: a preliminary study[J]. Sci Rep, 2017, 7: 40530.

[37] Jayaraman P, Sada-Ovalle I, Nishimura T, et al. IL - 1beta promotes antimicrobial immunity in macrophages by regulating TNFR signaling and caspase - 3 activation[J]. J Immunol, 2013, 190(8): 4196 - 4204.

[38] Hashimoto K, Shimizu E, Iyo M. Critical role of brain-derived neurotrophic factor in mood disorders[J]. Brain Res Brain Res Rev, 2004, 45(2): 104 - 114.

[39] Dong X H, Zhen X C. Glial pathology in bipolar disorder: potential therapeutic implications[J]. CNS Neurosci Ther, 2015, 21(5): 393 - 397.

[40] Newberg A R, Catapano L A, Zarate C A, et al. Neurobiology of bipolar disorder[J]. Expert Rev Neurother, 2008, 8(1): 93 - 110.

[41] Scola G, Andreazza A C. The role of neurotrophins in bipolar disorder[J]. Curr Opin Pharmacol, 2015, 56: 122 - 128.

[42] Shaltiel G, Chen G, Manji H K. Neurotrophic signaling cascades in the pathophysiology and treatment of bipolar disorder[J]. Current opinion in pharmacology, 2007, 7(1): 22 - 26.

[43] Pinto J V, Passos I C, Librenza-Garcia D, et al. Neuron-glia interaction as a possible pathophysiological mechanism of bipolar disorder[J]. Curr Neuropharmacol, 2018, 16(5): 519 - 532.

[44] Sneeboer M A M, Snijders G, Berdowski W M, et al. Microglia in post-mortem brain tissue of patients with bipolar disorder are not immune activated[J]. Transl Psychiatry, 2019, 9(1): 153.

[45] Tseng P T, Chen Y W, Tu K Y, et al. State-dependent increase in the levels of neurotrophin - 3 and neurotrophin - 4/5 in patients with bipolar disorder: a meta-analysis

[J]. J Psychiatr Res, 2016, 79: 86 - 92.

[46] Vostrikov V M, Uranova N A. Reduced density of oligodendrocytes and oligodendrocyte clusters in the caudate nucleus in major psychiatric illnesses[J]. Schizophr Res, 2020, 215: 211 - 6.

[47] Li Z, Zhang C, Fan J, et al. Brain-derived neurotrophic factor levels and bipolar disorder in patients in their first depressive episode: 3-year prospective longitudinal study[J]. Br J Psychiatry, 2014, 205(1): 29 - 35.

[48] Zhao G, Zhang C, Chen J, et al. Ratio of mBDNF to proBDNF for differential diagnosis of major depressive disorder and bipolar depression[J]. Mol Neurobiol, 2017, 54(7): 5573 - 5582.

[49] Grenham Sue, Clarke G, Cryan J F, et al. Brain-gut-microbe communication in health and disease[J]. Front Physiol, 2011, 2: 94.

[50] Zhang Z Y, Tang H S, Chen P, et al. Demystifying the manipulation of host immunity, metabolism, and extraintestinal tumors by the gut microbiome[J]. Signal Transduct Target Ther, 2019, 4: 41.

[51] Satokari R, Grönroos T, Laitinen K, et al. Bifidobacterium and Lactobacillus DNA in the human placenta[J]. Lett Appl Microbiol, 2009, 48(1): 8 - 12.

[52] Wopereis H, Oozeer R, Knipping K, et al. The first thousand days-intestinal microbiology of early life: establishing a symbiosis[J]. Pediatr Allergy Immunol, 2014, 25(5): 428 - 438.

[53] Flint H J, Scott K P, Louis P, et al. The role of the gut microbiota in nutrition and health[J]. Nat Rev Gastroenterol Hepatol, 2012, 9(10): 577 - 589.

[54] Gschwendtner S, Kang H, Thiering E, et al. Early life determinants induce sustainable changes in the gut microbiome of six-year-old children[J]. Sci Rep, 2019, 9(1): 1 - 9.

[55] Jakobsson H E, Abrahamsson T R, Jenmalm M C, et al. Decreased gut microbiota diversity, delayed Bacteroidetes colonisation and reduced Th1 responses in infants delivered by caesarean section[J]. Gut, 2014, 63(4): 559 - 566.

[56] Turnbaugh P J, Ridaura V K, Faith J J, et al. The effect of diet on the human gut microbiome: a metagenomic analysis in humanized gnotobiotic mice[J]. Sci Transl Med, 2009, 1(6): 6ra14.

[57] Hu S H, Li A, Huang T T, et al. Gut microbiota changes in patients with bipolar depression[J]. Adv Sci (Weinh): 2019, 1900752.

[58] Dickerson F, Adamos M, Katsafanas E, et al. Adjunctive probiotic microorganisms to prevent rehospitalization in patients with acute mania: a randomized controlled trial[J]. Bipolar Disord, 2018, 20(7): 614 - 621.

［59］Kaelberer M M, Buchanan K L, Klein M E, et al. A gut-brain neural circuit for nutrient sensory transduction［J］. Science, 2018, 361(6408): eaat5236.

［60］Erny D, de Angelis A L H, Jaitin D, et al. Host microbiota constantly control maturation and function of microglia in the CNS［J］. Nat Neurosci, 2015, 18(7): 965.

［61］Perroud, Nader, Dayer, Alexandre, Piguet, Camille, et al. Childhood maltreatment and methylation of the glucocorticoid receptor gene NR3C1 in bipolar disorder［J］. Br J Psychiatry, 2014, 204(1): 30 − 35.

［62］Sudo N. In Stress and gut microbiota: does postnatal microbial colonization programs the hypothalamic-pituitary-adrenal system for stress response［R］. International Congress Series, Elsevier: 2006: 350 − 354.

［63］Cikankova T, Sigitova E, Zverova M, et al. Mitochondrial dysfunctions in bipolar disorder: effect of the disease and pharmacotherapy［J］. CNS Neurol Disord Drug Targets, 2017, 16(2): 176 − 186.

［64］Moreira F P, Jansen K, Cardoso T A, et al. Metabolic syndrome in subjects with bipolar disorder and major depressive disorder in a current depressive episode: Population-based study: Metabolic syndrome in current depressive episode［J］. J Psychiatr Res, 2017, 92: 119 − 123.

［65］Zhong S, Chen G, Zhao L, et al. Correlation between intrinsic brain activity and thyroid-stimulating hormone level in unmedicated bipolar II depression［J］. Neuroendocrinology, 2019, 108(3): 232 − 243.

［66］Barbero J D, Gutiérrez-Zotes A, Montalvo I, et al. Free thyroxine levels are associated with cognitive abilities in subjects with early psychosis［J］. Schizophr Res, 2015, 166 (1 − 3): 37 − 42.

［67］Quintero M, Stanisic D, Cruz G, et al. Metabolomic biomarkers in mental disorders: bipolar disorder and schizophrenia［J］. Adv Exp Med Biol, 2019, 1118: 271 − 293.

［68］Brunkhorst-Kanaan N, Klatt-Schreiner K, Hackel J, et al. Targeted lipidomics reveal derangement of ceramides in major depression and bipolar disorder［J］. Metabolism, 2019, 95: 65 − 76.

［69］Sethi S, Pedrini M, Rizzo L B, et al. ^{1}H − NMR, ^{1}H − NMR T_2 − edited, and 2D − NMR in bipolar disorder metabolic profiling［J］. Int J Bipolar Disord, 2017, 5(1): 23.

［70］Rosso G, Cattaneo A, Zanardini R, et al. Glucose metabolism alterations in patients with bipolar disorder［J］. J Affect Disord, 2015, 184: 293 − 298.

［71］Salagre E, Vizuete A F, Leite M, et al. Homocysteine as a peripheral biomarker in bipolar disorder: A meta-analysis［J］. Eur Psychiatry, 2017, 43: 81 − 91.

［72］Mu L, Yu F, Xia J J, et al. Association between high BMI and high homocysteine levels in Chinese patients with bipolar disorder［J］. J Affect Disord, 2021, 295:

284 - 290.

[73] Wulsin L R, Blom T J, Durling M, et al. Cardiometabolic risks and omega - 3 index in recent-onset bipolar I disorder[J]. Bipolar Disord, 2018, 20(7): 658 - 665.

[74] Chowdhury M I, Hasan M, Islam M S, et al. Elevated serum MDA and depleted non-enzymatic antioxidants, macro-minerals and trace elements are associated with bipolar disorder[J]. J Trace Elem Med Biol, 2017, 39: 162 - 168.

[75] Rudzki L, Stone T W, Maes M, et al. Gut microbiota-derived vitamins-underrated powers of a multipotent ally in psychiatric health and disease[J]. Prog Neuropsychopharmacol Biol Psychiatry, 2021, 107: 110240.

[76] Cereda G, Enrico P, Ciappolino V, et al. The role of vitamin D in bipolar disorder: Epidemiology and influence on disease activity[J]. J Affect Disord, 2021, 278: 209 - 217.

[77] Bocchetta A, Tamburini G, Cavolina P, et al. Affective psychosis, Hashimoto's thyroiditis, and brain perfusion abnormalities: case report[J]. Clin Pract Epidemiol Ment Health, 2007, 3(1): 31.

[78] Mertens J, Wang Q W, Kim Y, et al. Differential responses to lithium in hyperexcitable neurons from patients with bipolar disorder[J]. Nature, 2015, 527(7576): 95 - 99.

[79] Kathuria A, Lopez-Lengowski K, Vater M, et al. Transcriptome analysis and functional characterization of cerebral organoids in bipolar disorder[J]. Genome Med, 2020, 12(1): 34.

第四章

双相障碍的临床诊断

明确双相障碍的诊断、鉴别诊断和共病对后续治疗方案的制订以及疗效、预后的预测十分重要，这也是临床工作中常见且棘手的问题。本章简要回顾了双相障碍的历史变迁及不同诊断标准体系的变化特征。一方面，从以对双相障碍临床特征、诊断标准入手，包括精准归纳、抓取抑郁发作、躁狂/轻躁狂发作的特征、持续时间，完成情感图谱的绘制，从而正确诊断、准确归类亚型。另一方面，完善的体格检查、量表评估以及多模态生物标志物的检查，对诊断和鉴别诊断十分重要，可有效避免误诊以及延迟诊断对双相障碍治疗效果的影响。在与具体疾病鉴别中，本章分别列举了抑郁症、精神分裂症、边缘性人格障碍及注意缺陷多动障碍等较为常见的、易误诊的疾病，从疾病的发展沿革、临床表现、治疗反应以及预后等多个维度归纳了鉴别诊断的要点。最后，本章也列举了双相障碍可能共病的常见精神障碍、躯体疾病，分别探讨了这些共病对双相障碍临床表现、药物选择、治疗效果及预后的潜在影响。

第一节　双相障碍的诊断要点和诊断标准

　　双相障碍的临床诊断一直是临床工作中的难点问题。从 Kraepelin 提出躁狂与抑郁同属一个精神疾病单元,命名为躁狂-抑郁性精神病,即躁郁症(manic-depressive psychosis)开始,其诊断标准不断修正。直至 1957 年,Leonhard根据长期随访资料,将躁郁症分为单相(unipolar)及双相(bipolar)两个亚组,认为是异源性的,这一观点得到学界广泛认同。美国《疾病诊断与分类手册第三版》(*The Diagnostic and Statistical Manual of Mental Disorders*-Ⅲ, DSM-Ⅲ)将双相障碍病程中伴有短暂精神病性症状的躁狂/抑郁发作与精神分裂症进行了实质性区分。这一修订使得双相障碍被误诊为精神分裂症的患者大大减少。其后,鉴于在心境障碍自然病程中,仅为躁狂或轻躁狂发作者甚少(约 1%),而这些患者的家族史、病前人格、生物学特征、治疗反应及预后等与兼有抑郁发作的双相障碍临床特征相似。因此,疾病和相关健康问题的《国际疾病分类第 10版》(*The International Classification of Diseases version10*, ICD-10)及 DSM-Ⅴ将单相躁狂或轻躁狂发作也列入双相障碍。近年来的研究显示,抑郁症与双相障碍在临床表现、治疗、预后等方面存在明显的差异,遗传学、影像学等多方面的研究也提示这两类疾病具有明确的生物学异质性。因此,在新版的 DSM-Ⅴ中,这两类疾病归入独立的疾病单元,被单列为"抑郁障碍"和"双相障碍"两个独立的章节。不过在 ICD-11 中,仍然把双相障碍与抑郁障碍归入心境障碍大类。

一、诊断要点

　　双相障碍的诊断主要应根据病史、临床症状、病程及体格检查和实验室检查,典型病例的诊断一般并不困难。详细的临床评估,把握疾病横断面的主要症状及纵向病程的特点,进行科学的分析是临床诊断的可靠基础。为了提高诊断的一致性,临床医学界制定了诊断标准供参照,如 ICD-11、DSM-Ⅴ。

1. 症状特征

躁狂发作以患者显著而持久的情感高涨为主要表现,伴有思维奔逸、活动增多、夸大观念甚至夸大妄想、睡眠需求减少、性欲亢进、食欲增加等。抑郁发作以患者显著而持久的情感低落为主要表现,伴有兴趣缺乏、快感缺失、思维迟缓、意志活动减少、精神运动性迟滞或激越、自责自罪、自杀观念和行为、早醒、食欲减退、体重下降、性欲减退、抑郁心境晨重夜轻的节律改变等。多数患者的思维和行为异常与高涨或低落的心境相协调。

2. 病程特征

多数为发作性病程,发作间歇期患者的精神状态可恢复至病前水平。既往有类似的发作,或病程中出现躁狂与抑郁的交替发作,对诊断均有帮助。

3. 躯体和神经系统检查以及实验室检查

一般无阳性发现,脑影像学检查结果可供参考。家族中特别是一级亲属有较高的精神障碍尤其是双相障碍阳性家族史可能性。

二、诊断标准

1. 双相障碍

Ⅰ型双相障碍是仅有一次或多次躁狂或混合发作,又有重性抑郁发作的发作性情感障碍。躁狂发作是持续至少1周的极端情绪状态,患者表现以欣快、烦躁或自我膨胀,伴随个体能量的活动增加的表现或主观体验,也可能有其他特征性症状如语速快、滔滔不绝难以打断、思维奔逸、自尊或野心的增加、对睡眠的需求减少、注意力分散、冲动或鲁莽行为,以及不同情感状态之间的快速变化(即情绪不稳定)。混合发作的特点是在绝大多数日子里(至少2周),患者出现显著的躁狂和抑郁症状之间的混合或非常快速的交替。

Ⅱ型双相障碍是由一次或多次轻躁狂发作和至少一次抑郁发作所定义的发作性情感障碍。轻躁狂发作是持久的情绪状态(至少4天),其特征为欣快、烦躁或膨胀,过度的精神运动激活或增加的能量,伴随其他特征症状,如精力增加和活动增多、对睡眠的需求减少、言语压力大、想法的快速转换、注意力分散,注意力不集中或鲁莽的行为。上述症状不伴有精神病性症状且仅体现于个体行为的改变,并不严重到导致功能明显受损。抑郁发作的特征是持续至少2周的抑郁情绪、兴趣减少、伴有食欲或睡眠改变等其他症状、精神运动性激越或迟缓、疲劳、无价值或无望或不适当的内疚感、绝望感和自杀倾向。既往没有躁狂发作或混合发作史。

在 ICD-11 中,临床上以目前发作类型确定双相障碍的亚型:① 目前为轻躁狂;② 目前为不伴精神病性症状的躁狂发作;③ 目前为伴有精神病性症状的躁狂发作;④ 目前为轻度或中度抑郁;⑤ 目前为不伴精神病性症状的重度抑郁发作;⑥ 目前为伴精神病性症状的重度抑郁发作;⑦ 目前为混合性发作;⑧ 目前为缓解状态。

2. 环性心境

环性心境障碍是指反复出现轻度情感高涨或低落,但不符合躁狂或抑郁发作症状标准。心境不稳定至少 2 年,其间有轻度躁狂或轻度抑郁的周期,可伴或不伴有心境正常间歇期,社会功能受损较轻。须排除:① 心境变化并非躯体疾病或精神活性物质的直接后果,也非精神分裂症及其他精神病性障碍的附加症状;② 排除躁狂或抑郁发作,一旦符合相应标准即诊断为其他类型心境障碍。

3. DSM-Ⅴ诊断标准

DSM-Ⅴ根据急性发作期患者心境波动的严重程度,将双相障碍视为一个连续的谱系。双相障碍Ⅰ型由于至少存在一次躁狂发作位于谱系的一端,其特征包括自我评价过高、睡眠需求减少、言语增多、思维奔逸、注意力分散、精神运动性激越以及冒险行为等。这些症状对社交及职业功能造成明显损害,或可能有其他精神病性特征和/或需要住院治疗。谱系的另一端为环性心境,其特征包括存在阈下轻躁狂和抑郁症状但又不符合抑郁发作或躁狂发作的诊断标准,并且为慢性病程。双相障碍Ⅱ型患者则是在过去或现在有过轻躁狂发作,但其持续时间或严重程度不足以导致显著的功能障碍、无须住院、不伴有精神病性症状。双相障碍Ⅱ型患者有过确定的抑郁发作。

DSM-Ⅳ中,除双相障碍Ⅰ型和Ⅱ型外,阈下双相障碍甚至情绪不稳或烦躁等亦被归入双相谱系障碍。阈下双相障碍的定义或标准因不同研究而异,可以归类于诊断分类中未特定双相障碍(bipolar disorder not otherwise specified,BD-NOS)。美国儿童与青少年医学会定义"阈下双相障碍"为不满足躁狂/轻躁狂或混合发作的病程标准,或心境发作症状不典型。Merikangas 等报道阈下双相障碍包括 3 种情况:① 既有反复阈下轻躁狂发作史(符合 DSM-Ⅳ轻躁狂发作的所有其他标准,并且至少有 2 项 B 症状),又有抑郁发作史;② 有 2 次或

2次以上轻躁狂发作史,但无抑郁发作史,伴或不伴阈下抑郁发作;③ 有反复阈下轻躁狂发作史,但无抑郁发作史,伴或不伴阈下抑郁发作。

DSM-Ⅴ将 DSM-Ⅳ中"未特定双相障碍"这一类别替换为两个新类别:其他特定的双相及相关障碍和未特定的双相及相关障碍。另外,DSM-Ⅴ中的双相障碍诊断类别还包括物质/药物所致的双相及相关障碍以及其他躯体疾病所致双相及相关障碍。

4. DSM-Ⅴ对双相及相关障碍的标注

DSM-Ⅴ中还包括一系列对双相障碍特征的标注,临床医生可以使用这些标注进一步阐明双相障碍的具体特征、疾病进程和严重程度(见表4-1-1)。大部分标注可用于指导躁狂急性期和抑郁急性期的治疗决策。但值得注意的是,由于混合状态的复杂多样性,此类别的治疗数据还比较欠缺,DSM-Ⅴ中使用混合特征的标注取代了混合发作。

表4-1-1　DSM-Ⅴ中关于双相及相关障碍的标注

标　注	躁狂发作	抑郁发作	病　程
焦虑特征	√	√	
混合特征	√	√	
快速循环特征			√
忧郁特征		√	
非典型特征		√	
精神病性特征	√	√	
紧张症特征	√	√	
围产期发作	√	√	
季节性特征			√
缓解程度	√	√	
本次发作严重程度	√	√	

注: √表示有

5. 双相障碍的分期

一般而言,双相障碍复发的风险会随着既往发作次数的增多而增加。同时有研究还表明,复发的持续时间、症状严重程度及长期痴呆风险也与既往发作次数相关。随着发作次数增多,双相障碍患者的疾病出现临床进展,其生物学基础为中枢神经系统渐进改变。从临床进展和中枢神经系统渐进改变这两个基本概念出发,发展出双相障碍分期体系。总体上,分期模型分为 3 个临床阶段:① 有双相障碍家族史或伴随某些亚综合征症状且预测可进展为双相障碍的高风险人群;② 发作较少,发作间期功能尚可的双相障碍患者;③ 伴有功能和认知水平下降的反复发作的患者。需要指出的是,分期体系还处于起步阶段,使用分期体系指导治疗以及预测预后的效果仍有待确定。另外,双相障碍的异质性阻碍了分期体系的临床使用。

6. 双相障碍的筛查

心境障碍问卷(mood disorder questionnaire,MDQ)等自评量表可作为筛查工具用于评估疑似双相障碍患者。值得注意的是,这些工具的敏感度和特异度尚有待提高,特别是在社区或伴合并症患者中。另外,具有边缘性人格特征的人群在使用此工具时更需注意要结合临床访谈。目前,MDQ 等自评量表仅能作为筛查的辅助手段而不可作为诊断或治疗的标准。

提高双相障碍诊断准确性最重要的是临床医生严格把握并遵守诊断标准。医生应仔细询问精神病史,包括其一级亲属,并注意任何可疑且持续一段时间的活动增加、激越或其他行为改变。也应尽可能多地找到病史提供者(包括朋友和家人)并综合其所提供的信息。还需注意的是,要对症状进行持续监测(如使用情绪图表、情绪日记等),可以帮助预测未来可能显现的双极性。观察到潜在的发作也能够帮助做出更准确的诊断。

(方贻儒、王化宁、蔡　敏)

第二节　双相障碍的鉴别诊断和共病

双相障碍的临床特征复杂多样,导致诊治过程中常常出现误诊和诊断延迟。双相障碍的临床相中,抑郁发作更常见,而轻躁狂/躁狂发作常为一过性或症状不明显,极易被患者忽视。同时,双相障碍还常常会共病或合并其他疾病。因此,很多情况下双相障碍难以被准确及时地诊断,许多患者直到发病10年后才被准确诊断,患者在获得正确诊断和治疗前通常有1~4次被诊断为其他疾病。治疗的延误一般会造成患者初始治疗不充分并增加疾病反复发作和功能受损的风险。

一、鉴别诊断

由于双相障碍患者大多因抑郁症状而去就诊,并可能由于无法意识到轻躁狂或躁狂发作或对症状的自知力有限,因此双相障碍最常出现的误诊为抑郁症。精神分裂症和其他精神病性障碍是第二常见的误诊疾病,约30%的双相障碍患者最初被误诊为该病。

除此之外,需要注意的是双相障碍在某些情况下可能被过度诊断。边缘性人格障碍、物质使用相关障碍和注意缺陷多动障碍的症状与轻躁狂/躁狂症状重叠,此类患者经常被误诊为双相障碍。同时,此类疾病也经常与双相障碍共病,这使得诊断更具挑战性。

另外,继发性心境障碍也是临床工作中(特别是综合医院)需与双相障碍相鉴别的一类疾病。

(一)抑郁症

多数双相障碍患者以抑郁首发,从首发抑郁发作中尽早预测双相障碍应是避免误诊的重要手段。抑郁急性期会损伤记忆力和注意力,造成患者出现明显的记忆或注意力困难。

当抑郁发作伴有如下特征时提示双相障碍的可能,需要更仔细地检查,包括发病年龄较小、抑郁反复发作、双相障碍家族史、伴精神病性症状、精神运动性激越、非典型抑郁症状(如睡眠增加)、食欲过盛、灌铅样麻痹、产后抑郁以及产后精神障碍、伴自杀企图、抗抑郁剂引起躁狂/轻躁狂发作或快速循环。

其他提示双相而非单相抑郁的因素:抑郁发作时程短、抑郁呈季节性发作模式、对抗抑郁治疗应答过于迅速、对抗抑郁治疗应答不稳定、抗抑郁药物治疗后烦躁不安、激越、失眠、人际关系不稳定史、频繁遭遇职业问题、频繁遭遇法律问题、使用酒精及药物。

另外,针对抑郁症与双相障碍的鉴别诊断,2018 年 Psychiatrist.com 曾开展了线上调研,在这次调查中发现难治性抑郁是抑郁症修改为双相障碍诊断的主要因素。尽管难治性抑郁确实是双相障碍的一个风险因素,但在临床工作中的实际权重或许并不高,因为抗抑郁药的疗效信息很容易存在问题,进而误导医生。

DSM-Ⅳ曾提出了非典型抑郁亚类:符合抑郁发作诊断标准,且具有心境反应性,加上显著的食欲/体重增加、睡眠过多、灌铅样麻痹和长期的人际关系敏感性拒绝导致显著的社交或职业功能缺损等至少 2 条。临床发现,非典型抑郁病例约占抑郁症的 1/4~1/3。研究提示,非典型抑郁预测Ⅱ型双相障碍的敏感度和特异度分别为 53.0% 和 70.8%,阳性和阴性预测值依次是 71.5% 和 51.8%。因此,非典型抑郁与双相障碍之间可能存在同源的精神病理学,从临床实践角度非典型抑郁可作为Ⅱ型双相障碍的类型之一。

DSM-Ⅴ将双相障碍与抑郁障碍等并列为大类疾病,改变了 DSM-Ⅳ将抑郁障碍和双相障碍归列于心境障碍类别下的分类方式。同时,在分类上还将抗抑郁药物引起的双相及相关障碍纳入,不再作为排除标准;明确了新的分类"其他特定的双相及相关障碍"及其诊断标准,包括有抑郁发作史的短暂轻躁狂发作(2~3 天)、有抑郁发作史的不充分轻躁狂发作症状、无抑郁发作史的轻躁狂发作以及短暂环性心境(<24 个月)。

因此,对双相障碍与抑郁障碍准确的鉴别,更有赖于医生对该病"情感不稳定性"本质的认识以及对其波动性、发作性病程的理解,并以此作为诊断双相障碍的判别条件,而不能简单而机械地寻找躁狂发作、抑郁发作的证据。

(二) 精神分裂症

19 世纪,克雷丕林(Kraepelin)根据病程的持续性或间歇性把精神分裂症和双相障碍区分开来,但是在两者之间出现了令精神科医生头痛的一个诊断空白区。1933 年,Kasanin 提出分裂情感性精神病的诊断名称,结果在精神分裂症、分裂情感性精神病和双相障碍之间出现了两个诊断空白区。

在精神科新的诊断标准形成前也就是 20 世纪 70 年代以前,精神疾病的诊断方式是基本症状+附加症状,如 Schneider 一级症状,此时精神分裂症的诊断具有扩大化倾向。70年代后修订了诊断标准,ICD－9/10、DSM－Ⅲ/Ⅳ/Ⅴ、CCMD－3等基本上按照现象学理念,根据症状、严重程度、病程和排除标准进行诊断。

目前达成的广泛共识是两者鉴别要点为:① 双相障碍以心境高涨或低落为原发症状,精神病性症状是继发的;精神分裂症以思维障碍为原发症状,而情感症状是继发的。② 双相障碍患者的思维、情感和意志行为等精神活动多是协调的,而精神分裂症患者精神活动是不协调的。③ 双相障碍是间歇性病程,间歇期基本正常;精神分裂症多数为发作进展或持续进展病程,缓解期常有残留精神症状或人格改变。④ 双相障碍的精神病性症状多发生在躁狂、抑郁的极期,纵向复习病史有助于鉴别。

为更好地理解两者的区别,我们再深入讨论一下有关要点。精神分裂症临床表现有:① 阳性症状,如妄想、幻觉、言语紊乱、行为紊乱或紧张症;② 阴性症状,如情感平淡、社会退缩、情感退缩;③ 心境症状,如抑郁、激越、焦虑;④ 认知症状,如学习能力受损、记忆受损。前述各类精神障碍诊断分类系统都显示,以上症状双相障碍都可以出现。显然,不能以整个病程中有没有精神病性症状来区分精神分裂症和双相障碍。两者的区别在于:精神分裂症的精神病性症状是以非情感发作时的精神病性症状为特点,非情感发作时的精神病性症状应持续一段时间;而伴精神病性特征双相障碍的幻觉和妄想仅出现在抑郁和躁狂发作时。

(三) 边缘性人格障碍

精神科临床工作中,双相障碍与边缘性人格障碍的鉴别诊断也是难点之一。存在相关症状的患者常常直接视为共病处理。然而事实上,上述两种疾病在绝大部分诊断关键点存在显著差异,借此可将两者鉴别开来。

综合既往针对两种疾病诊断的文献,可以从临床特征、遗传特质、童年创伤、神经生物学、治疗应答五个维度理解两者的差异,其中临床特征维度包括心境不稳定性、冲动性、非自杀性自伤及躁狂,在此基础上可以对两者进行鉴别。

1. 临床特征

(1) 心境不稳定性:相关证据较少。这一状况在两种疾病中均较为常见,强度及频率的差异在两种疾病中或许存在,但目前尚不能作为鉴别要素,需要更多的研究。

（2）冲动性：患者的心境不稳定性类似，在两种疾病中均较为常见，难以鉴别。

（3）非自杀性自伤：临床研究显示，边缘性人格障碍患者的相对风险较双相障碍至少高1倍以上，较一般群体高50~80倍。非自杀性自伤可考虑作为两种疾病的鉴别点。

（4）躁狂：针对躁狂症状能否用于鉴别双相障碍及边缘性人格障碍，目前研究较少。有研究提示，根据情绪高涨、目标导向活动增加等一系列心境症状可将两种疾病鉴别开来。

需要注意的是，这些症状对双相障碍和边缘性人格障碍的鉴别相关的研究证据比较少，还需要结合临床证据来诊断。

2. 遗传特质

既往研究表明，双相障碍是遗传度较高的精神障碍之一，其遗传度约为80%，与阿尔茨海默病相仿。这一数字约2倍于边缘性人格障碍及其他人格特质及障碍。某种程度上可以认为双相障碍近乎完全由遗传因素所导致，环境因素的作用微乎其微；边缘性人格障碍主要由环境因素所造成，而遗传因素也发挥了一定作用。

3. 童年创伤

性虐待史是两种疾病在病程中的一个核心差异。既往研究表明，50%~76%的边缘性人格障碍患者曾经历性创伤，而这一数字在双相障碍患者中不到30%。事实上，双相障碍患者遭受性虐待的频率与一般人群相仿，而边缘性人格障碍患者则至少高1倍以上。

4. 神经生物学

目前已有许多针对双相障碍神经生物学的研究，很多研究获得了阳性结果，其中最为一致的发现为海马萎缩及杏仁核扩大。这些差异发生于双相障碍患者与健康对照及其他精神障碍患者进行比较时。与此形成对比的是，针对边缘性人格障碍患者神经生物学改变的研究则少一些。在与健康对照的比较中，这些患者显示出某些功能异常，如刺激处理进程的整合缺陷等，但这些异常并非边缘性人格障碍所特有，其他神经精神综合征同样可能出现，包括精神分裂症及双相障碍。也有研究直接将两种疾病的神经生物学进行了比较，并发现了某些不同，包括情感处理进程中额-边缘网络活动的差异。

5. 治疗应答

治疗应答常被视为特异性最弱的诊断因子，然而在双相障碍与边缘性人格障碍的鉴别中，这一因素也发挥着一定作用。目前达成的较为广泛的共识是：单纯的心理治疗对双相障碍效果欠佳，而联合药物治疗时则可能有效。与之形成对比的是，人们同样发现心理治疗在边缘性人格障碍的治疗中处于核心地位，药物治疗则是辅助。较多临床研究显示，药物对双相障碍效果良好，常可达到完全缓解；然而，证实药物治疗对边缘性人格障碍益处的研究则较少，且多为中等程度的症状改善。因此，两种疾病对药物治疗的应答情况可作为鉴定点之一。

（四）注意缺陷多动障碍

双相障碍和注意缺陷多动障碍（attention deficit and hyperactive disorder，ADHD）之间存在一些相似之处，包括精力的增加或"忙碌"、容易分心、说得很多、经常打断别人。

两者的区别之一是双相障碍的症状主要影响情绪，ADHD 主要影响行为和注意力。此外，在病程上来说，双相障碍患者会经历不同的躁狂、轻躁狂和抑郁症发作周期。虽然 ADHD 患者也会有需要注意的情绪症状，但他们不会经历症状的循环。

症状的区分方面，早发型双相谱系障碍区别于 ADHD 的六大症状为：① 情绪高昂；② 夸大；③ 思维奔逸；④ 睡眠需求减少；⑤ 性欲高涨；⑥ 冒险行为。对早发型双相谱系障碍应进行全面彻底的评估，评估应包括以下各项：① 家族史：情绪障碍或酗酒的家族史是早发型双相谱系障碍的参考指标之一。② 评分量表：杨氏躁狂状态评定量表（YMRS）作为儿童中常规使用的量表，对易激惹性和进攻性的评估缺乏敏感度，推荐使用 SADS－C 躁狂量表、双相量表（儿童版）或一般行为量表；治疗过程中，对抑郁症状的仔细检测很重要，对 6~17 岁的患儿评估可使用 17 项儿童抑郁量表（修订版）。③ 情绪记录：要求家长在面诊前 2 周记录患儿每日的情绪变化，可为医生提供有用的基线信息。

ADHD 通常是在较年轻的个体中被诊断，ADHD 的症状通常比双相障碍的症状开始得更早。双相障碍的症状通常出现在更年长的青少年身上。家族史也是两者可鉴别的要素之一。

（五）继发性心境障碍

脑器质性疾病、躯体疾病、某些药物和精神活性物质等均可引起继发性心境障碍。继发性心境障碍与原发性心境障碍的鉴别要点：① 前者有明确的器质性疾病、某些药物或精神活性物质使用史，体格检查有阳性体征，实验室检查有相应指标改变；② 前者可出现意识障碍、遗忘综合征及智能障碍，后者除谵安性躁狂发作外，可不出现意识障碍、记忆障碍及智能障碍；③ 前者的症状随原发疾病病情的消长而波动，原发疾病好转或在有关药物停用后情感症状相应好转或消失；④ 前者既往无心境障碍的发作史，而后者可有类似的发作史。

二、共病

诊断为双相障碍的患者通常合并有一种或多种精神疾病，常见的有物质使用相关障碍、冲动控制障碍、焦虑障碍和人格障碍（尤其是 B 类人格障碍）。共病的存在增加了疾病的复杂性，并给准确诊断带来困难。

（一）共病其他精神障碍

有研究显示，双相障碍患者共病焦虑障碍、物质使用障碍、社交恐惧症及创伤后应激障碍（posttraumatic stress disorder，PTSD）等其他精神障碍的比例高达45%~80%，超过50%的双相障碍患者有 2 种及以上现患共病，仅有 5.9%的患者终生未共患疾病。研究还显示，双相障碍患者的共病发生率随年龄上升；而多变量分析则显示，引起患者躯体功能随年龄下降的因素为共病数量而非年龄，可见共病对双相障碍患者影响显著值得注意。

1. 共病焦虑障碍

双相障碍共病焦虑的比例很高，共病焦虑障碍可加重双相障碍，并增加自杀风险。其中，广泛性社交焦虑障碍（generalized social anxiety disorder，GSAD）增加自杀意念和自杀行为的风险尤为明显。风险增加可部分归因于共病焦虑障碍加重患者症状，并与心境症状发作的年龄较早相关。

此外，共病焦虑障碍的双相障碍患者同时呈现家族聚集现象：无论是否共患焦虑障碍,双相障碍先证者亲属的双相障碍发生率也更高;无论是否共患双相障碍,焦虑障碍先证者的亲属罹患焦虑障碍的可能性同样更高。研究表明,双相障碍共病焦虑障碍并不能归因于两组家族疾病的偶然共病,而是一种与基因相关的独立临床实体。因此,筛查家族病史或有助于双相障碍共病焦虑障碍的诊断。

伴有物质使用障碍的Ⅰ型双相障碍患者共病焦虑障碍的风险更大。当患者有物质使用障碍史时,Ⅰ型双相障碍患者发生广泛性焦虑障碍(generalized anxiety disorder,GAD)、惊恐障碍(panic disorder,PD)的风险显著高于Ⅱ型双相障碍患者;当患者无物质使用障碍时,两组患者发生 GAD、PD 或强迫障碍(obsessive-compulsive disorder,OCD)的风险无显著差异。

另外,酗酒的女性双相障碍患者罹患 PTSD 的风险同样大大增加。女性双相障碍患者酗酒与精神障碍共病相关;而男性患者酗酒常有基因影响,如酗酒和双相障碍家族史。

青少年焦虑障碍可能预示双相障碍早期发病。有研究表明,患有焦虑、抑郁或破坏性障碍的青少年在成年早期发生双相障碍的风险升高;控制青少年躁狂症状因素后,仅有青少年焦虑障碍受试者更易在成年早期出现双相障碍症状。因此,对出现躁狂症状的青少年也应进行焦虑及抑郁障碍的评估。

事实上,双相障碍患者本身即可出现焦虑症状,且在躁狂和抑郁发作期尤其是混合发作期均可出现。有研究显示,39%的双相障碍患者可出现不同程度的焦虑症状。美国焦虑和抑郁症协会指出,当患者出现以下症状时,焦虑障碍和双相障碍可能同时存在:在抑郁和躁狂或轻度躁狂发作期外出现惊恐发作、显著焦虑、紧张、焦急或恐惧逃避症状;患者在儿童青少年和成年早期出现症状(共病患者的高发年龄段);患者于非躁狂发作期也出现显著的睡眠问题和持续的焦虑症状,并对初始治疗反应不佳;患者对药物治疗的初始不良反应敏感性增强,有时需要更长的时间才能找到正确的药物组合和剂量。

针对患有焦虑症状和障碍的患者,医师应检测是否存在双相障碍的共病。若患者出现药物难治、多种焦虑障碍及同时存在酒精或药物使用障碍时,应充分考虑双相障碍共病的可能性。

2. 共病 ADHD

ADHD 和双相障碍关系密切。一项覆盖美国、欧洲和亚洲 11 个国家的研究显示,3/4 的双相谱系障碍患者达到终身共病标准,其中行为障碍在所有常见共病中排在第二位(44.8%),居于焦虑障碍(尤其是惊恐障碍)之后(62.9%),物质使用障碍之前(36.6%)。两种疾病的症状存在重叠,而 ADHD 共病双相障碍的患者认知功能受损,且更易表现出临床症状。

因此,临床实践中对诊断为 ADHD 的患者应评估是否共病双相障碍,反之亦然。另外,若成年 ADHD 患者在童年期没有出现注意力或外化行为问题,那么 ADHD(常在儿童青少年时期发病)就不太可能是病因。

3. 共病物质使用障碍

双相障碍共病物质使用障碍与患者依从性差和自杀行为相关。有研究提示,双相障碍依从性不佳,而酒精依赖是依从性差的相关因素之一。另外,共病物质使用障碍与患者自杀行为和事故显著相关。

就临床特点而言,双相共病物质使用障碍的患者发病更早,更易出现焦虑性躁狂。可卡因和酒精是该患者群中最常见的滥用物质;而另一方面,理论认为双相障碍是一种"神经元点燃"现象,即病程不断加快,发作间的缓解持续时间不断缩短;而可卡因中毒和酒精戒断均可引起神经元的"点燃",因此物质滥用可能导致双相病程和预后的恶化。同时,双相障碍共病物质使用障碍的患者可能也对丙戊酸等强效"抗点燃剂"反应更好,而非传统的锂盐治疗。

症状区分方面,几乎所有酗酒者都会报告有情绪的快速转变,酒精中毒会产生欣快、夸大等类似双相障碍的症状,但酒精引发的躁狂症状通常只出现在酒精中毒期间,因此可与 I 型双相障碍引起的躁狂区分开来。酒精戒断期间也可出现抑郁症状,多种物质滥用戒断期间抑郁都是核心症状之一;但戒断引发的抑郁可持续 2~4 周,因此延长观察时间(如在戒断期结束后继续观察)对双相抑郁的诊断十分重要。

一般的原则是:如情感症状出现在酗酒之前或症状在延长戒酒期后仍存在,即可诊断为双相障碍;同时也应将家族史和症状严重程度纳入考虑。

4. 共病癫痫

双相障碍和癫痫共病关系密切。一项纳入 85 358 名成人受试者的研究显示,MDQ 筛查阳性的癫痫患者中 49.7% 具有双相障碍诊断史,该比例几乎为其他病例的 2 倍。癫痫患者中双相症状筛查为阳性的风险为正常对照组的 6.62 倍。

此外,双相共病癫痫与家族史相关。双相障碍家族病史是癫痫患者中 MDQ 双相筛查结果阳性的预测因子,20.6% 的癫痫患者有家族双相障碍病史。其他预测因子还包括年龄更小及性别为男性。

(二) 共病躯体疾病

1. 共病甲状腺疾病

常见的有甲亢,容易和躁狂发作共同出现,临床表现为容易急躁,无端发脾气,伴有心慌、心率快、食欲增加、消瘦、面赤便秘、睡眠少等代谢增快的症状,甲状腺功能检测 T3、T4 等指标显著增高而 TSH 降低,当甲亢比较严重时,不仅增加了甲亢危象的风险,也更容易出现躁狂发作的表现,二者互相影响。

还有一种表现就是甲减时更容易出现抑郁发作的症状,主要为身体乏力、懒言少动、不思饮食、情绪低落、情感脆弱,严重者会出现消极自杀的念头,甲状腺功能各项指标检查也提示存在 T3、T4 显著下降的表现。当甲状腺功能异常时,一方面应及时复查甲功,另一方面需要精神科医生判断评估情绪状态,如果符合临床双相的诊断,更需要给予治疗。

2. 共病糖尿病

糖代谢异常或代谢综合征与双相障碍共病也比较普遍。临床上 2 型糖尿病共病双相障碍并不少见,当糖代谢异常时出现抑郁发作的风险显著增加,表现抑郁发作时躯体疼痛不适感、消化道症状和失眠更严重,往往伴有焦虑甚至激越表现,增加了治疗难度;当血糖控制不佳,甚至出现酮症酸中毒时,更容易伴发谵妄的症状,使抑郁的症状更像痴呆样临床相,尤其是老年患者更容易误诊,延误治疗时机。

3. 共病脑血管疾病

卒中患者病后 1~3 月是共病双相障碍的风险时刻,脑血管病易感性更显著,表现抑郁发作的可能性较大;随着年龄增加,抑郁发作的风险也随之增加。

4. 其他共病

如库欣氏征,或一些需要大剂量糖皮质激素治疗的躯体疾病,在激素使用过程中都容易导致躁狂或抑郁发作,应该仔细鉴别。

(方贻儒、王化宁、蔡　敏)

---------------------------------- 参考文献 ----------------------------------

[1] Brus M J, Solanto M V, Goldberg J F. Adult ADHD vs. bipolar disorder in the DSM - V era: a challenging differentiation for clinicians[J]. J Psychiatr Pract, 2014, 20(6): 428 - 437.

[2] Chilakamarri J K, Filkowski M M, Ghaemi S N. Misdiagnosis of bipolar disorder in children and adolescents: a comparison with ADHD and major depressive disorder[J]. Ann Clin Psychiatry, 2011, 23(1): 25 - 29.

[3] Ghaemi S N, Dalley S, Catania C, et al. Bipolar or borderline: a clinical overview [J]. Acta Psychiatr Scand, 2014, 130(2): 99 - 108.

[4] Pfennig A, Ritter P S, Höfler M, et al. Symptom characteristics of depressive episodes prior to the onset of mania or hypomania[J]. Acta Psychiatr Scand, 2016, 133(3): 196 - 204.

[5] Yatham L N, Kennedy S H, Parikh S V, et al. Canadian Network for Mood and Anxiety Treatments (CANMAT) and International Society for Bipolar Disorders (ISBD) 2018 guidelines for the management of patients with bipolar disorder[J]. Bipolar Disord, 2018, 20(2): 97 - 170.

[6] Ferrari Alize J, Charlson F J, Norman R E, et al. Burden of depressive disorders by country, sex, age, and year:findings from the global burden of disease study 2010[J]. PLoS Med, 2013, 10(11): e1001547.

[7] Merikangas K R, Akiskal H S, Angst J, et al. Lifetime and 12-month prevalence of bipolar spectrum disorder in the national comorbidity survey replication[J]. Arch Gen Psychiatry, 2007, 64(5): 543 - 552.

[8] Schaffer A, Isometsä E T, Tondo L, et al. Epidemiology, neurobiology and pharmacological interventions related to suicide deaths and suicide attempts in bipolar disorder: Part I of a report of the International Society for Bipolar Disorders Task Force on Suicide in Bipolar Disorder[J]. Aust N Z J Psychiatry, 2015, 49(9): 785 - 802.

[9] Marangell L B, Bauer M S, Dennehy E B, et al. Prospective predictors of suicide and suicide attempts in 1,556 patients with bipolar disorders followed for up to 2 years[J]. Bipolar Disord, 2006, 8(5): 566 - 575.

[10] Smith K A, Cipriani A. Lithium and suicide in mood disorders: Updated meta-review of the scientific literature[J]. Bipolar Disord, 2017, 19(7): 575 - 586.

[11] Wagner E H. Chronic disease management: what will it take to improve care for

chronic illness[J]. Eff Clin Pract, 1998, 1(1): 2 - 4.

[12] Michalak E E, Murray G; Collaborative RESearch Team to Study Psychosocial Issues in Bipolar Disorder (CREST. BD). Development of the QoL. BD: a disorder-specific scale to assess quality of life in bipolar disorder[J]. Bipolar Disord, 2010, 12(7): 727 - 740.

[13] Durgam S, Earley W, Lu K, et al. Global improvement with cariprazine in the treatment of bipolar I disorder and schizophrenia: a pooled post hoc analysis[J]. Int J Clin Pract, 2017, 71(12): e13037.

[14] Mora E, Portella M J, Forcada I, et al. Persistence of cognitive impairment and its negative impact on psychosocial functioning in lithium-treated, euthymic bipolar patients: a 6-year follow-up study[J]. Psychol Med, 2012, 43(6): 1 - 10.

[15] Kozicky J M, Torres I J, Bond D J, et al. Comparison of neuropsychological effects of adjunctive risperidone or quetiapine in euthymic patients with bipolar I disorder[J]. Int Clin Psychopharmacol, 2012, 27(2): 91 - 99.

[16] Pacchiarotti I, Bond D J, Baldessarini R J, et al. The International Society for Bipolar Disorders (ISBD) task force report on antidepressant use in bipolar disorders[J]. Am J Psychiatry, 2013, 170(11): 1249 - 1262.

[17] McGirr A, Vöhringer P A, Ghaemi S N, et al. Safety and efficacy of adjunctive second-generation antidepressant therapy with a mood stabiliser or an atypical antipsychotic in acute bipolar depression: a systematic review and meta-analysis of randomised placebo-controlled trials[J]. Lancet Psychiatry, 2016, 3(12): 1138 - 1146.

[18] 于欣,方贻儒. 中国双相障碍防治指南[M]. 2 版. 北京：中华医学电子音像出版社,2015.

[19] Reinares M, Sánchez-Moreno J, Fountoulakis K N. Psychosocial interventions in bipolar disorder: what, for whom, and when[J]. J Affect Disord, 2014, 156: 46 - 55.

[20] González Isasi A, Echeburúa E, Limiñana J M, et al. Psychoeducation and cognitive-behavioral therapy for patients with refractory bipolar disorder: a 5-year controlled clinical trial[J]. Eur Psychiatry, 2014, 29(3): 134 - 141.

[21] Miklowitz D J, Otto M W, Frank E, et al. Intensive psychosocial intervention enhances functioning in patients with bipolar depression: results from a 9-month randomized controlled trial[J]. Am J Psychiatry, 2007, 164(9): 1340 - 1347.

[22] Scott J, Paykel E, Morriss R, et al. Cognitive-behavioural therapy for severe and recurrent bipolar disorders-randomised controlled trial[J]. Br J Psychiatry, 2006, 188(4): 313 - 320.

[23] Lam D H, Watkins E R, Hayward P, et al. A randomized controlled study of cognitive

therapy for relapse prevention for bipolar affective disorder-Outcome of the first year [J]. Arch Gen Psychiatry, 2003, 60(2): 145–152.

[24] Miklowitz D J, Chung B. Family-focused therapy for bipolar disorder: reflections on 30 years of research[J]. Fam Process, 2016, 55(3): 483–499.

[25] Kusumakar V, Yatham L N, Haslam D R, et al. The foundations of effective management of bipolar disorder[J]. Can J Psychiatry, 1997, 42(Suppl 2): S69–S73.

[26] Merikangas K R, Jin R, He J P, et al. Prevalence and correlates of bi-polar spectrum disorder in the world mental health survey initiative[J]. Arch Gen Psychiatry, 2011, 68(3): 241–251.

[27] Mcdonald K C, Bulloch A G, Duffy A, et al. Prevalence of bipolar I and II disorder in Canada[J]. Can J Psychiatry, 2015, 60(3): 151–156.

[28] Bauer M, Glenn T, Alda M, et al. Influence of birth cohort on age of onset cluster analysis in bipolar I disorder[J]. Eur Psychiatry, 2015, 30(1): 99–105.

[29] Bellivier F, Etain B, Malafosse A, et al. Age at onset in bipolar I affective disorder in the USA and Europe[J]. World J Biol Psychiatry, 2014, 15(5): 369–376.

[30] Joslyn C, Hawes D J, Hunt C, et al. Is age of onset associated with severity, prognosis, and clinical features in bipolar disorder? A meta-analytic review[J]. Bipolar Disord, 2016, 18(5): 389–403.

[31] Judd L L, Akiskal H S, Schettler P J, et al. The long-term natural history of the weekly symptomatic status of bipolar I disorder [J]. Arch Gen Psychiatry, 2002, 59(6): 530–537.

[32] Rosa A R, Gonzalez-Ortega I, Gonzalez-Pinto A, et al. One-year psychosocial functioning in patients in the early vs. late stage of bipolar disorder[J]. Acta Psychiatr Scand, 2012, 125(4): 335–341.

[33] Oldis M, Murray G, Macneil C A, et al. Trajectory and predictors of quality of life in first episode psychotic mania[J]. J Affect Disord, 2016, 195: 148–155.

[34] Michalak E E, Torres I J, Bond D J, et al. The relationship between clinical outcomes and quality of life in first-episode mania: a longitudinal analysis[J]. Bipolar Disord, 2013, 15(2): 188–198.

[35] Simonsen C, Sundet K, Vaskinn A, et al. Psychosocial function in schizophrenia and bipolar disorder: Relationship to neurocognition and clinical symptoms [J]. J Int Neuropsychol Soc, 2010, 16(5): 771–783.

[36] Gore F M, Bloem P J, Patton G C, et al. Global burden of disease in young people aged 10–24 years: a systematic analysis[J]. Lancet, 2011, 377(9783): 2093–2102.

[37] Jin H, McCrone P. Cost-of-illness studies for bipolar disorder: systematic review of international studies[J]. Pharmacoeconomics, 2015, 33(4): 341–353.

［38］Malhi G S, Bassett D, Boyce P, et al. Royal Australian and New Zealand College of Psychiatrists clinical practice guidelines for mood disorders［J］. Aust N Z J Psychiatry, 2015, 49(12): 1087 - 1206.

［39］Kessing L V, Andersen P K. Evidence for clinical progression of unipolar and bipolar disorders［J］. Acta Psychiatr Scand, 2017, 135(1): 51 - 64.

［40］Passos I. C, Mwangi B, Vieta E, et al. Areas of controversy in neuroprogression in bipolar disorder［J］. Acta Psychiatr Scand, 2016, 134(2): 91 - 103.

［41］Berk M, Post R, Ratheesh A, et al. Staging in bipolar disorder: from theoretical framework to clinical utility［J］. World Psychiatry, 2017, 16(3): 236 - 244.

［42］Kapczinski F, Magalhães PV, Balanzá-Martinez V, et al. Staging systems in bipolar disorder: an International Society for Bipolar Disorders Task Force Report［J］. Acta Psychiatr Scand, 2014, 130(5): 354 - 363.

［43］Alda M, Kapczinski F. Staging model raises fundamental questions about the nature of bipolar disorder［J］. J Psychiatry Neurosci, 2016, 41(5): 291 - 293.

［44］Duffy A, Goodday S, Passos IC, et al. Changing the bipolar illness trajectory［J］. Lancet Psychiatry, 2017, 4(1): 11 - 13.

［45］方贻儒, 汪作为, 陈俊. 中国双相障碍的研究现状与展望［J］. 中华精神科杂志, 2015, 48(3): 141 - 145.

第五章

双相障碍易感基因及基因检测

目前认为双相障碍是遗传、环境等共同作用的结果。流行病学研究明确表明遗传因素是双相障碍重要的发病因素。根据芬兰纳入 19 124 对双生子人口登记研究估算，其遗传度最高可达 93%。双相障碍患者常有双相障碍或其他精神疾病家族史，双相障碍家族史是一个可作为抑郁发作患者首次出现情绪高涨之前预测其双相障碍发生的重要临床预测因素。虽然群体遗传学显示高遗传力，但同卵双生子患病一致性只有 40%~70%，远低于 100%，这说明遗传并不是双相障碍全部的致病因素，但对发病具有很重要的贡献。随着发现疾病易感基因方法的快速发展，为双相障碍基因检测带来了前所未有的机会。本章将全面梳理目前国际上发现的双相障碍易感基因，筛选出效力较高、较为公认的作为疾病精准诊断的基因生物标志物。

第一节 双相障碍的易感遗传基因及位点

双相障碍的家族遗传并不遵循简单的孟德尔遗传模式(即一个主要基因导致疾病发生的模式)。不同的数学模型分析均显示,双相障碍不能被一个或一组罕见的高度外显性基因以及有限制因素的遗传模型(例如基因座数量和相互作用方式)完全解释。基因风险因子中除了 DNA 序列中各个核苷酸碱基的变异外,还有其他几种已知机制可能会导致遗传性疾病风险,这些疾病风险因子包括结构基因组变异(例如拷贝数变异)、动态突变(例如三核苷酸重复序列)、线粒体 DNA 变异或表观遗传变异等。所有这些机制也被认为是导致双相障碍发生的原因。迄今为止,有证据支持的双相障碍潜在致病变异,主要是 DNA 碱基变异及拷贝数变异,而罕见 DNA 碱基变异的作用尚未得到全面证实。

精神疾病的基因型和表型之间的关联很复杂,无法以简化形式去理解。双相障碍的大多数遗传研究都涉及多个基因或复杂遗传机制的相互作用,并且还受非遗传(如环境)风险因素和随机因素的影响。在过去的二十多年中,复杂疾病的病因探究随着分子生物学技术的飞速发展得到卓有成效的进展。从最初的家系连锁研究、基因关联分析,到全基因组关联分析(GWAS),甚至全基因组测序,提供更为完善的疾病风险遗传变异类型集合。

一、连锁遗传研究

在 20 世纪 90 年代,多项对双相障碍家系进行的大型系统性遗传连锁分析并未获得令人信服的一致性阳性结果。其中最大的一项连锁分析是关于 972 个双相障碍家系的国际合作研究,但还是没能获得明显的阳性结果。这些研究的结论是,在双相障碍的病理机制上尚未发现大效应的遗传位点,但在一些罕见的个体或家庭中,影响较大的单个基因可能是该家庭患双相障碍的主要决定风险因素。

二、基因关联研究

在过去的 20 年中,双相障碍候选基因的关联研究已经有上百个。这些候选基因的选择,有的是依据药理学理论确定的风险基因,也有的是根据患者尸脑组织中异常表达的基因而发现的潜在风险基因。这一时期的候选基因关联研究多存在候选基因的选择片面性和样本量小的缺陷,因而未能对双相障碍的风险基因提供可靠的阳性结果。但部分基因也得到较好的重复和验证,包括 *BDNF* 和 *COMT* 基因等。

GWAS 技术的出现为在全基因组范围内发现疾病的风险基因成为可能。GWAS 的优点是无须假设,克服了候选基因关联分析的基因选择偏向性,而是在全基因组范围内广泛筛查疾病易感基因;但其局限性是难以发现罕见变异。

双相障碍最初的 GWAS 发现的钙通道亚基基因得到广泛的证据支持。2021 年 GWAS 已经发现了 64 个显著性位点(见表 5 - 1 - 1),同时,将这些发现的位点与来自 PsychENCODE 联盟的脑基因表达数量表达性状位点(expression quantitative trait locus,eQTL)数据进行关联研究,发现有 15 个位点同时具备基因表达证据,其中 4 个基因:血清素受体 6 基因(5 - hydroxytryptamine receptor 6,HTR6)、黑色素浓集激素受体 1(melanin concentration hormone receptor 1,MCHR1)、DCLK3(doublecortin like kinase 3)和弗林蛋白酶(FURIN;又称成对碱性氨基酸蛋白酶,paired basic amino acid cleaving enzyme)可能作为药物靶点。

表 5 - 1 - 1　2021 年 GWAS 发现的 64 个双相
障碍显著性相关风险位点

SNP 编号	CHR_ID	CHR_POS	风险基因型 (Ref/Alt)	P 值	风险基因型 OR	邻近基因 *
rs2126180	1	61 105 668	G/A	1.62E - 09	0.945	LINC01748
rs10737496	1	163 745 389	C/T	7.17E - 09	1.056	NUF2
rs4619651	2	97 416 153	G/A	4.78E - 11	1.068	LMAN2L (PGC2)

（续　表）

SNP 编号	CHR_ID	CHR_POS	风险基因型（Ref/Alt)	P 值	风险基因型 OR	邻近基因*
rs17183814	2	166 152 389	G/A	2.68E－08	1.108	*SCN2A*（PGC2)
rs13417268	2	169 481 837	C/G	2.05E－08	1.064	*CERS6*
rs2011302	2	193 738 336	T/A	4.25E－08	0.948	*PCGEM1*
rs2719164	2	194 437 889	A/G	4.85E－08	1.053	*Intergenic*（PGC2)
rs9834970	3	36 856 030	T/C	6.63E－19	0.920	*TRANK1*（PGC2)
rs2336147	3	52 626 443	T/C	3.62E－13	1.070	*ITIH1*（PGC2)
rs115694474	3	70 488 788	T/A	2.35E－08	1.068	*MDFIC2*
rs696366	3	107 757 060	C/A	4.46E－08	1.053	*CD47*（PGC2)
rs112481526	4	123 076 007	A/G	1.86E－09	0.939	*KIAA1109*
rs28565152	5	7 542 911	G/A	1.96E－09	0.935	*ADCY2*（PGC2)
rs6865469	5	78 849 505	G/T	1.65E－08	0.943	*HOMER1*
rs6887473	5	80 961 069	G/A	8.81E－09	1.062	*SSBP2*（PGC2)
rs10043984	5	137 712 121	C/T	3.71E－08	0.942	*KDM3B*
rs10866641	5	169 289 206	T/C	2.79E－11	1.065	*DOCK2*
rs13195402	6	26 463 575	G/T	5.75E－15	1.146	*MHC*
rs1487445	6	98 565 211	C/T	1.48E－15	0.928	*POU3F2*（PGC2)
rs4331993	6	152 793 572	T/A	1.98E－08	0.947	*SYNE1*
rs10455979	6	166 995 260	C/G	4.22E－09	0.946	*RPS6KA2*（PGC2)

（续　表）

SNP 编号	CHR_ID	CHR_POS	风险基因型（Ref/Alt）	P 值	风险基因型 OR	邻近基因 *
rs12668848	7	2 020 995	G/A	1.90E − 09	1.059	*MAD1L1*
rs113779084	7	11 871 787	G/A	1.42E − 13	0.927	*THSD7A* (*PGC2*)
rs6954854	7	21 492 589	G/A	5.94E − 10	1.060	*SP4*
rs12672003	7	24 647 222	A/G	2.72E − 09	0.912	*MPP6*
rs11764361	7	105 043 229	A/G	3.47E − 09	1.063	*SRPK2* (*PGC2*)
rs6946056	7	131 870 597	A/C	3.66E − 08	0.948	*PLXNA4*
rs10255167	7	140 676 153	G/A	1.60E − 08	0.936	*MRPS33* (*PGC2*)
rs62489493	8	9 763 581	C/G	2.64E − 11	0.914	*miR124 − 1*
rs3088186	8	10 226 355	C/T	2.08E − 08	0.945	*MSRA*
rs2953928	8	34 152 492	G/A	6.25E − 09	0.890	*RP1−84O15.2* (*lincRNA*)
rs6992333	8	144 993 377	A/G	1.62E − 09	0.942	*PLEC*
rs10973201	9	37 090 538	T/C	2.45E − 08	0.908	*ZCCHC7*
rs62581014	9	141 066 490	C/T	2.77E − 08	0.937	*TUBBP5*
rs1998820	10	18 751 103	T/A	4.10E − 08	1.087	*CACNB2*
rs10994415	10	62 322 034	T/C	1.14E − 11	0.889	*ANK3* (*PGC2*)
rs10761661	10	64 525 135	C/T	4.65E − 08	0.950	*ADO*
rs2273738	10	111 648 659	C/T	1.63E − 11	0.912	*ADD3* (*PGC2*)
rs174592	11	61 618 608	A/G	9.92E − 14	0.931	*FADS2* (*PGC2*)
rs4672	11	64 009 879	G/A	3.42E − 09	0.903	*FKBP2*

（续　表）

SNP 编号	CHR_ID	CHR_POS	风险基因型（Ref/Alt）	P 值	风险基因型 OR	邻近基因 *
rs475805	11	65 848 738	G/A	1.99E − 09	0.935	PACS1（PGC2）
rs678397	11	66 324 583	T/C	5.46E − 09	1.056	PC（PGC1、PGC2）
rs12575685	11	70 517 927	G/A	1.24E − 10	0.937	SHANK2（PGC2）
rs12289486	11	79 092 527	C/T	3.30E − 08	0.921	ODZ4（PGC1）
rs11062170	12	2 348 844	G/C	1.87E − 15	0.925	CACNA1C（PGC2）
rs35306827	13	113 869 045	G/A	3.56E − 09	1.068	CUL4A
rs2693698	14	99 719 219	A/G	1.96E − 08	0.948	BCL11B
rs35958438	15	38 973 793	G/A	3.83E − 08	1.066	C15orf53
rs4447398	15	42 904 904	A/C	2.61E − 09	1.086	STARD9（PGC2）
rs62011709	15	83 531 774	T/A	1.43E − 08	1.064	HOMER2
rs748455	15	85 149 575	T/C	5.01E − 11	1.070	ZNF592（PGC2）
rs4702	15	91 426 560	G/A	3.52E − 09	1.059	FURIN
rs28455634	16	9 230 816	G/A	2.63E − 10	1.065	C16orf72
rs7199910	16	9 926 348	T/G	1.66E − 08	0.946	GRIN2A（PGC2）
rs12932628	16	89 632 725	G/T	6.71E − 09	0.945	RPL13
rs4790841	17	1 835 482	C/T	3.14E − 08	0.930	RTN4RL1
rs11870683	17	38 129 841	T/A	2.79E − 08	1.059	ERBB2

（续　表）

SNP 编号	CHR_ID	CHR_POS	风险基因型（Ref/Alt）	P 值	风险基因型 OR	邻近基因 *
rs61554907	17	38 220 432	G/T	1.64E－08	0.917	*ERBB2*
rs228768	17	42 191 893	G/T	2.83E－10	1.067	*HDAC5*（*PGC2*）
rs67712855	20	43 682 551	T/G	4.22E－11	1.070	*STK4*（*PGC2*）
rs6032110	20	43 944 323	A/G	1.01E－09	1.059	*WFDC12*（*PGC2*）
rs237460	20	48 033 127	C/T	4.25E－09	0.946	*KCNB1*
rs13044225	20	60 865 815	A/G	8.50E－09	0.947	*OSBPL2*
rs5758064	22	41 153 879	T/C	2.01E－08	1.054	*SLC25A17*

注：＊括号中有引用出处的表示此位点已被先前的研究报道过

三、拷贝数变异研究

拷贝数变异（copy number variation，CNV）是由基因组发生重排而导致的，一般指长度为 1 kb 以上的基因组大片段拷贝数增加（重复）或者减少（缺失）。CNV 率远高于 SNP，是人类疾病的重要致病因素之一。目前众多研究发现，染色体异常能增加重性精神病的患病风险。但 CNV 在双相障碍中的作用还没有得到深入的研究，相关领域仍然存在较多争议。一些研究报告发现双相障碍相关 CNV，在另一些研究中却得不到重复。还有研究报道宣称，只有一种特定的 CNV（如 3q29）可以增加双相障碍风险。185 个双相障碍先证者及其父母的核心家系研究发现，患者 CNV 率比对照组高出 4.8 倍，此现象与精神分裂症中报道的风险系数相似。双相障碍中 CNV 的贡献度比精神分裂症低；CNV 对于双相障碍中认知功能解释的总体水平较高。表 5－1－2 中列出目前已发现的长度在 1 Mb 及以上的 CNV 的位置信息和类型。

表 5-1-2　目前已发现的长度在 1 Mb 及
以上的双相障碍风险 CNV

染色体	起始检查点	终止检查点	CNV
1	145526777	147820342	重复
1	146089254	147107123	缺失
1	146089254	147358281	缺失
1	146501348	147776536	重复
1	247404911	248688317	重复
2	78251191	79856831	重复
2	88514990	90240473	重复
2	96098384	97592046	缺失
2	96737083	98193473	重复
2	107558907	108910793	重复
2	107886808	109861635	重复
2	111105101	112832463	缺失
2	183886624	184938691	缺失
2	189868659	191220684	重复
2	195785821	197094217	重复
2	235587832	236631040	重复
3	5730884	6738389	重复
3	42489852	43777399	重复
3	58619522	60197485	重复
3	195886230	197280446	缺失
4	26431386	27595859	重复

（续　表）

染色体	起始检查点	终止检查点	CNV
4	58136368	59180928	重复
4	72769012	73769708	缺失
4	130669706	132076485	缺失
4	160591060	162115247	重复
4	186142979	188735086	重复
4	189510983	191195137	缺失
5	7583931	10092155	重复
5	21577916	23386327	重复
5	75972700	77219014	重复
5	103788551	104845257	重复
5	128339246	130051646	重复
6	8620503	9875386	重复
6	66333105	67977326	重复
6	67382664	68653644	缺失
6	79688366	81698459	缺失
6	86966457	88021118	重复
7	88343621	89838707	重复
7	88613111	89891331	重复
7	117486312	119006416	重复
8	89176613	90546979	重复
9	10731174	11825950	重复
9	11316481	12401666	缺失

（续　表）

染色体	起始检查点	终止检查点	CNV
9	16791743	19162016	重复
9	43074318	44106012	重复
9	45028864	46324418	重复
9	45059763	46324418	重复
9	68114141	69248021	重复
10	35901715	37826492	重复
10	47799776	51474879	重复
10	55843806	57167644	缺失
11	20680283	22178677	缺失
11	54530469	55724022	重复
11	83945482	85373668	重复
11	98405146	100615623	重复
11	104036858	105273706	重复
12	33529062	34781188	重复
13	22277212	23662876	重复
13	23546238	24666937	重复
13	56807345	57813567	缺失
13	64303536	65368490	重复
13	102464611	103578174	重复
15	23656946	24742652	重复
15	30936285	32620127	缺失

（续　表）

染色体	起始检查点	终止检查点	CNV
15	45720715	46821267	重复
15	89217609	91568925	缺失
15	99113250	100266007	重复
16	14929725	16291983	重复
16	15126890	16633361	重复
16	19231866	21297471	缺失
17	14224505	15300309	缺失
17	14299498	15335579	缺失
17	34443811	36244358	重复
17	34815551	36220373	重复
18	62358453	64210748	缺失
19	24374417	33403638	重复
19	27795706	29047134	重复
19	33278558	34313731	重复
20	7106289	8575333	重复
20	7106289	8575333	重复
21	17657785	21732915	缺失
22	17075353	18565346	重复
22	18915347	20187575	缺失
22	19183787	20312668	重复

（崔东红、林关宁、王卫娣）

第二节 双相障碍与其他精神
疾病的共同基因

精神疾病之间存在普遍的共病现象,包括临床症状、病理机制等方面都有着相似之处,究其根本是因为不同精神疾病之间存在共同的致病基因。因此,探索跨疾病易感基因将为跨疾病诊断提供重要帮助。

一、共同的微效风险基因

通过运用基于线性回归的连锁不平衡分数回归算法(linkage disequilibrium score regression,LDSR)可以得到两种性状的多基因位点的重合程度。2018年,Brainstorm协作组完成了25种神经精神疾病之间以及它们与17种认知相关表型间的多基因风险位点重叠分析。表5-2-1总结了该研究发现的与双相障碍的多基因风险有显著重叠的神经精神疾病;表5-2-2归纳了包括双相障碍在内的多种精神疾病与三类表型的显著性,包括抑郁症状、神经质、主观幸福感,结果显示这三类表型和双相障碍高度相关。

表5-2-1 与双相障碍的多基因风险有显著重叠的神经精神疾病

疾 病 名 称	P 值	相关系数
精神分裂症	2.1×10^{-230}	0.680 8
早发卒中	0.042 3	0.208 3
重性抑郁	2.75×10^{-28}	0.350 7
强迫症	4.93×10^{-6}	0.310 8
多动症	7.0×10^{-6}	0.261 2
神经性食欲缺乏	0.000 08	0.190 4

表5-2-2　三类表型与精神障碍的相关性

表　型	疾病名称	P 值
抑郁症状	双相障碍	$3.70×10^{-10}$
	多动症	$1.25×10^{-6}$
	焦虑障碍	$5.37×10^{-6}$
	精神分裂症	$1.41×10^{-14}$
	重性抑郁	$1.40×10^{-176}$
	偏头痛	$3.81×10^{-14}$
神经质	双相障碍	$2.40×10^{-3}$
	精神分裂症	$4.06×10^{-7}$
	焦虑障碍	$2.19×10^{-7}$
	重性抑郁	$5.04×10^{-96}$
	偏头痛	$2×10^{-8}$
	强迫症	$5.58×10^{-5}$
主观幸福感	双相障碍	$6.04×10^{-7}$
	焦虑障碍	$4.89×10^{-5}$
	重性抑郁	$8.42×10^{-13}$
	精神分裂症	$8.42×10^{-13}$

　　双相障碍与精神分裂症在遗传学上关联程度最为显著。2018 年 PGC 精神分裂症与双相障碍协作组联合发表了一篇 GWAS 文章,首先将双相障碍与精神分裂症看作一种疾病并与健康对照对比,随后将精神分裂症视作对照与双相障碍对比。该研究发现,即使与两种精神障碍都有关联的 SNP,在两种精神障碍中也具有不同的效应量,而精神障碍特异性位点则与不同维度的症状有显著关联,甚至可以预测治疗效果。该研究发现的位点对精神分裂症与双相障碍共病或鉴别诊断具有较大的临床价值。

同样,大量研究也表明双相障碍与自闭症也存在一定的关联,新发突变(de novo mutation)在其中发挥着重要作用。目前普遍认为新发突变是父母配子(精子、卵子)生成时产生并携带的变异或在胚胎早期受精卵形成过程中获得的变异被遗传给下一代。新发突变被不断证明在精神疾病发病机制中起重要的作用,是近年来精神疾病病理机制研究的热点之一。本节将已报道的在双相障碍和孤独症中发现的新发突变及所在的基因归纳于表5-2-3。

表5-2-3 11个双相障碍与自闭症的共同风险基因

编号	基因名称	基 因 描 述	位 点
23195	*MDN1*	midasin AAA ATPase 1	6q15
23469	*PHF3*	PHD finger protein 3	6q12
51380	*CSAD*	cysteine sulfinic acid decarboxylase	12q13.13
8642	*DCHS1*	dachsous cadherin-related 1	11p15.4
220296	*HEPACAM*	hepatic and glial cell adhesion molecule	11q24.2
23312	*DMXL2*	Dmx like 2	15q21.2
9407	*TMPRSS11D*	transmembrane protease, serine 11D	4q13.2
64072	*CDH23*	cadherin related 23	10q22.1
3914	*LAMB3*	laminin subunit beta 3	1q32.2
8216	*LZTR1*	leucine zipper like transcription regulator 1	22q11.21/22q11.1－q11.2
4624	*MYH6*	myosin heavy chain 6	14q11.2

二、与睡眠障碍共同的风险基因及通路

睡眠结构紊乱是双相障碍患者的睡眠特征之一,69%~99%的躁狂/轻躁狂患者存在睡眠需求减少或入睡/睡眠维持困难等症状,而77%~90%的抑郁患者则睡眠过多或入睡困难、睡浅、早醒等症状更加突出。许多睡眠障碍的风险基

因在双相障碍发病中同样起到重要作用,睡眠-觉醒节律(circadian rhythms)相关基因与双相障碍的发病具有显著的相关性。其中较为著名的几个基因如下。

(1) *CLOCK*:该基因编码的蛋白质在昼夜节律调节中起着核心作用,被认为在产生昼夜节律的关键途径中作为下游元素的激活物发挥着重要作用。

(2) *ARNTL*:该基因编码的蛋白质与 CLOCK 形成复合体。

(3) *NR1D1*:该基因编码的蛋白质能够抑制昼夜时钟转录因子 ARNTL 的表达。该蛋白还可能参与调节代谢、炎症和心血管过程中的基因。

(4) *PERIOD*:该基因是周期基因家族的成员,在视交叉上核以昼夜节律方式表达,视交叉上核是哺乳动物大脑中主要的昼夜节律起搏器。

(5) *CRY2*:该基因编码一种黄素腺嘌呤二核苷酸结合蛋白,该蛋白是调节昼夜节律时钟的昼夜节律核心振荡器复合体的关键成分。

(6) *TIMELESS*:该基因编码蛋白在昼夜节律自我调节环路中发挥作用,与 *PERIOD* 基因(*PER1*、*PER2*、*PER3*)和其他基因相互作用,下调了 *CLOCK/ARNTL* 对 *PER1* 的激活。

对于上述风险基因,SNP 对双相障碍的致病起到了重要的作用。Mansour 等对双相障碍或精神分裂症家族样本的 8 个与昼夜节律相关联的 *CLOCK* 基因(*BMAL1*、*CLOCK*、*PER1*、*PER2*、*PER3*、*CRY1*、*CRY2*、*TIMELESS*)的 SNP 进行研究,发现共计 44 个 SNP 与双相障碍存在关联(见表 5-2-4)。

表 5-2-4　双相障碍风险基因及其单核苷酸多态性

基　因	位　点	长度 (bp)	单核苷酸多态性数目	SNP 位点	等位基因
BmaL1 (*ARNTL*)	11p15	109,460	10	rs2279287	A/G
				rs1481892	C/G
				rs7107287	G/T
				rs475 7142	G/A
				rs895682	A/C
				rs1982350	T/C
				rs2896635	A/T
				rs2278749	C/T
				rs969486	C/T
				rs2290035	T/A

（续　表）

基　因	位　点	长度 （bp）	单核苷酸多 态性数目	SNP 位点	等位基因
Clock （*CLOCK*）	4q12	114,337	10	rs6828570 rs10462028 rs6834676 rs1801260 rs3792603 rs3805151 rs9312661 rs10462032 rs10462033 rs10462035	C/G A/G C/G A/G A/G C/T A/G C/T T/G A/G
Period1（*PER1*）	17p13.1 – 17p12	15,888	6	rs2585398 rs3027178 rs10462024 rs885747 rs6416892 rs9303226	T/G T/G C/T C/G A/C C/G
Period2（*PER2*）	2q37.3	44,406	2	rs2304670 rs10462023	C/T A/G
Period3（*PER3*）	1p36.23	60,853	6	rs228729 rs10462018 rs10462020 rs2859387 rs10462021 rs4908699	C/T C/T T/G A/G C/T A/G
隐花色素 1 （cryptochrome1, *CRY1*）	12q23 – q24.1	102,180	4	rs3741890 rs3741892 rs1921126 rs1861591	A/C C/G A/G A/G
隐花色素 2 （cryptochrome2, *CRY2*）	11p11.2	70,188	2	rs10462026 rs877412	A/G A/C
TIMELESS （*TIMELESS*）	12q12 – q13	33,010	4	rs2279665 rs2291738 rs774026 rs2291739	G/C A/G C/T A/G

除上述双相障碍的风险基因,*CSNK1*、*RAR* 及 *PRKA* 家族等关键基因也涉及昼夜节律通路。

（崔东红、林关宁、蔡文翔）

第三节　易感基因在双相障碍精准诊断中的应用

双相障碍易感基因研究取得的一些有价值的成果,推动了双相障碍遗传生物标志物在临床实践的应用验证。本节主要介绍基因组及其他组学发现的遗传生物标志物在双相障碍临床诊断中的潜在应用。

一、双相障碍的全基因组学标志物及其应用

使用常见的 SNP 计算多基因风险评分(polygenic risk score,PRS)以评估个体患双相障碍的风险成为一个十分具有吸引力的选择。基于 PGC 最新发表的规模最大的双相障碍 GWAS,研究者发现 PRS 可以解释约 15% 的双相障碍的发生。使用抑郁症、精神分裂症及快感缺失等诊断的 PRS 可以从双相障碍患者中鉴定出不同亚型的患者。在欧洲国家精神分裂症网络研究基因-环境相互作用项目(European Network of National Schizophrenia Networks Studying Gene-Environment Interactions,EU - GEI)的一项研究中,精神分裂症与双相障碍的 PRS 都可以将伴有情感样障碍精神分裂症患者与不伴有情感障碍的精神分裂症患者区分开,*OR* 达到了 1.3 以上。而利用精神分裂症的 PRS 可以将抑郁症患者和双相障碍患者区分开来(*OR*>2.3)。

然而,基于常见的微效位点进行临床诊断存在效能不足的问题。对于双相障碍的 PRS 来说,即便得分为最高的 10% 的人群患病率比最低的 10% 的人群高了 3 倍以上,其人群患病率仍然只有 1% 左右。这意味着如果将 PRS 应用于一般人群,将出现大量的假阳性结果。因此,临床遗传咨询往往以罕见的强效突变为主要依据。虽然这一类突变较难发现,但其对诊断的支持强度要显著高

于 PRS。

二、基因检测的临床应用

基因检测(genetic test)是从染色体结构、DNA 序列、DNA 变异位点或基因表达程度,分析基因类型、基因缺陷及其表达功能是否正常的一种方法,从而明确病因或预测患某种疾病的风险。

双相障碍涉及多个基因突变,以一种复杂的方式,在环境作用下共同导致疾病发生。具有双相障碍家族史的人会有更高的患病风险,可通过致病基因鉴定来尝试明确发病原因。目前的基因检测技术只需少量的唾液或血液样本即可以揭示大量的患者信息,通过检测易感基因位点,在基因层面初步判断是否有患双相障碍的风险,提供给临床医生作为参考。根据基因检测报告结果、患者意愿、医生意见综合判断,最终决定采取何种临床决策。例如:参加某个特定的临床试验、更换治疗方案、维持治疗、加重药物剂量等。

以下,我们总结了可用于双相障碍诊断及药物疗效、不良反应预测的基因检测位点,包括已有商业试剂盒及有较大潜力进行临床转化的位点。

1. 可用于双相障碍诊断的基因检测位点和基因

目前这些基因检测主要来自候选基因研究(见表 5-3-1)。

表 5-3-1　用于双相障碍诊断参考的基因检测

基　　因	位　　点	文献 PubMed ID
CACNA1C	rs1006737	25623946
ANK3	rs9804190	26210959
	rs1938526	
	rs10994336	
	rs10994397	
MTHFG	C677T、A1298C	17074966

2. 可用于预测锂盐疗效及不良反应的基因检测

这些基因检测主要来自 GWAS,但达到显著性阈值的位点较少（见表5-3-2）。

表5-3-2　可用于预测锂盐疗效的基因检测

基　因	位　　点	文献 PubMed ID
GADL1	rs17026688,rs17026651	24369049
AL157359.3	rs75222709	26806518
SESTD1	rs116323614	26806518

3. 可用于预测药物疗效及不良反应的基因检测

临床用于治疗双相障碍的药物种类较多,针对这些药物的疗效及不良反应的药物基因组学研究也较多。许多研究不局限于双相障碍患者,但对双相障碍的临床干预仍有重要参考意义（见表5-3-3）。

表5-3-3　可用于预测药物治疗双相障碍疗效及
不良反应的基因检测

基　因	药　物	研究结局	研究者 （发表时间）	文献 PubMed ID
CYP2D6	SGAs	迟发性运动障碍	Fleeman,等（2011）	20877299
	SGAs	体重增加	Fleeman,等（2011）	20877299
	阿立哌唑（aripiprazole）	血药浓度	Hendset,等（2007）	17828532
	利培酮（risperidone）	血药浓度	Eum,等（2016）	27757066
	TA	血药浓度	Hicks,等（2017）	27997040
	SSRIs	血药浓度	Hicks,等（2015）	25974703
	三环类、SSRIs	抗抑郁药所致躁狂	Sanchez-Iglesias,等（2016）	26871771

（续　表）

基　因	药　物	研究结局	研究者 （发表时间）	文献 PubMed ID
CYP2C19	TA	血药浓度	Hicks,等（2017）	27997040
	西酞普兰（citalopram）、依他普仑（escitalopram）	血药浓度	Hicks,等（2015）	25974703
	依他普仑（escitalopram）	药物不耐受	Jukic,等（2018）	29325448
	舍曲林（sertraline）	血药浓度	Hicks,等（2015）	25974703
HLA - B	卡马西平（carbamazepine）	Stevens - Johnson综合征	Phillips,等（2018）	29392710
		粒细胞减少	Goldstein,等（2014）	25187353
CYP2C9	丙戊酸钠（valproate）	血药浓度	Monostory,等（2019）	29119932
GRIK4	西酞普兰（citalopram）	疗效	Kawaguchi 和Glatt（2014）	25303296
	氟哌啶醇（haloperidol）	疗效	Drago,等（2013）	22980146
DRD2	阿立哌唑（aripiprazole）、利培酮（risperidone）	疗效	Zhang,等（2015）	26320194
SLC6A4	抗抑郁药	疗效	Rao,等（2019）	30217771
		抗抑郁药所致躁狂	Frye,等（2015）	25611077
EPHX1	卡马西平（carbamazepine）	血药浓度	Daci,等（2015）	26555147
HLA - A	卡马西平（carbamazepine）	Stevens - Johnson综合征	Phillips,等（2018）	29392710
HTR2A	抗抑郁药	疗效	Lin,等（2014）	25108775

（续　表）

基　因	药　物	研究结局	研究者 （发表时间）	文献 PubMed ID
HTR2C	氯氮平（clozapine）、奥氮平（olanzapine）、利培酮（risperidone）	代谢综合征	Ma，等（2014）	25152019
OPRM1	纳曲酮（naltrexone）	疗效	Patriquin，等（2015）	26146874
ABCB1	抗抑郁药	疗效	Bruckl 和 Uhr（2016）	27918249
COMT	SSRIs	疗效	Ji，等（2012）	20877297
CYP3A5	阿普唑仑（alprazolam）	血药浓度	Park，等（2006）	16765147
UGT1A4	拉莫三嗪（lamotrigine）	血药浓度	Kim 和 Kim（2019）	30168665

注：SGA，二代抗精神病药；SSRI，选择性 5 羟色胺再摄取抑制剂；TA，三环类抗抑郁药

三、基因检测的局限性

　　基因检测技术的发展给双相障碍的精准诊断提供了可能性，但仍然存在一定的局限性。由于对双相障碍的病因机制缺乏深入的认识以及双相障碍临床表现有较大异质性，使目前基因检测的结果尚不能准确地预测双相障碍，仅作为临床诊断的参考。

四、适用人群分析

　　1. 有双相障碍相关临床表型的患者

　　通过基因检测可根据患者的基因情况为医生准确诊断提供参考，并据此科学地指导患者使用药物的种类和剂量，把握最佳治疗时期，同时有效避免因药物使用不当而诱发的各类严重疾病，实现精准诊断与治疗的目标。

　　2. 有双相障碍家族史的人群

　　一般来说，某人如果有血缘相近的亲属（如兄弟姐妹和子女）患有双相障

碍,那么其患病风险要远高于一般人群。因此,利用基因检测找到易感致病基因后,可以更好地指导优生优育,使双相障碍易感基因在家族中的延续得到终止,从而使家族的后代降低双相障碍的患病概率。

3. 生育过双相障碍患儿的父母

对于生育过双相障碍患儿的父母来说,他们在患儿身上付出了超乎常人的关爱,如果再次生育患有双相障碍的患儿,那将是难以承受之痛。基因检测在这时就能很好地发挥作用,通过基因检测实现优生优育,降低再次生育双相障碍患儿的风险。

4. 双相障碍高发地区或人群

某些高发地区或人群有必要进行基因检测,即使并未表现出双相障碍的症状,但是潜在普遍的基因突变会导致人群中的发病率提高。通过基因检测能够检测出其中的基因突变,为该疾病的治疗提供新的思路。

五、双相障碍诊断的其他生物标志物

生物标志物是指可以标记系统、器官、组织、细胞及亚细胞结构或功能改变的生物学指标。生物标志物可用于疾病诊断、判断疾病分期或者用来评价新药物或新疗法在目标人群中的安全性及有效性,同样可以作为正常生物过程、致病过程或对治疗干预的药理学反应的指标而被客观测量和评估。

目前在临床上,仍然主要依据临床症状进行双相障碍的诊断,尚缺乏用于临床诊疗的客观生物标志物。事实上,关于双相障碍生物标志物的研究已经取得了不少进展,如被广泛认可的经典生化生物标志物,例如炎性细胞因子、神经营养因子、下丘脑-垂体-肾上腺激素轴等。近年来,随着高通量测序技术的飞速发展,双相障碍相关生物标志物的研究取得了长足进展,目前已知的双相障碍诊断相关的典型生物标志物涵盖了多个方面,如甲基化组、转录组、蛋白组学等几个方向。

1. 双相障碍诊断的甲基化组学生物标志物

甲基化组与其他组学的信号相比具有更加稳定的优势。此外,有研究发现外周血的甲基化信号可以部分地反映中枢神经系统发生的病理变化。因此,使用外周血的甲基化水平反映中枢神经系统病变具有很大潜力。表5-3-4总结了现有研究中发现的可能作为双相障碍诊断标志物的甲基化位点。

表 5－3－4　双相障碍甲基化组学生物标志物

研　究　者	样本人数	检测技术	生物标志物
Walker，等	22 例患者＋23 例对照	外周血 450K 芯片	TCF4 与 IL1RAPL1 基因甲基化谱
Fychikami，等	20 例患者＋18 例对照	外周血 450K 芯片	基于 BDNF 基因 CPG Ⅰ 的 DNA 甲基化谱
Sabunciyan，等	20 例患者＋20 例对照	外周血 450K 芯片	CYP11A1 基因甲基化谱

2. 双相障碍诊断转录组学生物标志物

转录组学(transcriptomics)是一门在整体水平上研究细胞中基因转录过程及转录调控规律的学科。转录组学包括对时间和空间程度上的研究,全身不同部位、不同功能的细胞基因表达不尽相同,而且同一细胞在不同的生长时期及生长环境下,其基因表达情况也不完全相同。因此,仅从基因层面上寻找相关生物标志物是不够的,需要进一步从转录层面研究双相障碍相关的分子机制及诊断和治疗靶点(见表 5－3－5)。

表 5－3－5　双相障碍转录组学生物标志物

研　究　者	样本人数	检测技术	生　物　标　志　物
Cui，等	5 例患者 + 5 例对照	长链非编码 RNA 芯片分析	TCONS _ 000191、ENST00000566208、NONHSAT034045、NONHSAT142707
Gururajan，等	20 例患者＋20 例对照	miRNA 芯片 qRT-PCR	miRNA let－7b、miRNA let－7c
Powell，等	10 例患者＋10 例对照	RNA 芯片	趋化因子(CC 基序),配体 24(CCL24)
Herve，等	10 例患者＋10 例对照	RNA 芯片	ARHGEF1、CMAS、IGHMBP2、PABPN1
Watanabe，等	25 例患者＋25 例对照	RNA 芯片	PDG－FC、SLC6A4、ARHGAP24、PRNP、HDAC5
Fan，等	81 例患者＋46 例对照	qRT－PCR	miRNA－26b、miRNA－1972、miRNA－4485、miRNA－4498、miRNA－4743

3. 双相障碍诊断蛋白组与代谢组学生物标志物

蛋白质组学(proteomics)指在大规模水平上研究蛋白质的特征,包括蛋白质的表达水平、翻译后的修饰、蛋白质之间的相互作用等,由此获得蛋白质水平上关于疾病发生、细胞代谢等过程的整体而全面的认识。近年来,随着新的有效蛋白分离手段及更加精确的生物质谱鉴定技术的出现,蛋白质组学已成为成熟先进的技术手段,为人类重大疾病诊断、治疗及寻找药物靶点提供技术支持。与此类似,代谢组学研究可通过质谱技术大规模定量代谢小分子的表达量,并寻找其与双相障碍发病的关系。表5-3-6总结了目前发现的可作为双相障碍标志物的外周血蛋白质与代谢小分子。

表5-3-6 双相障碍蛋白组与代谢组学生物标志物

研 究 者	检 测 技 术	生 物 标 志 物
陈宇,等	反相蛋白芯片技术	MIP-1β、嗜酸性粒细胞趋化因子、MMP-9、载脂蛋白A-1、载脂蛋白H
徐洪波,等	i-TRAQ多维色谱分离串联质谱鉴定	载脂蛋白B-100、A2M
Zhan,等	i-TRAQ	载脂蛋白A-Ⅳ、载脂蛋白C-Ⅱ、C反应蛋白、凝溶胶蛋白、触珠蛋白、LRG
Lee,等	i-TRAQ	载脂蛋白D、载脂蛋白B、维生素D结合蛋白、铜蓝蛋白、hornerin蛋白、前纤维蛋白1
Steen,等	液相色谱电化学阵列	3-羟基犬尿酸原、黄尿酸、香草基扁桃酸、甲氧基肾上腺素

(崔东红、林关宁、宋炜宸)

-------------------------------- **参考文献** --------------------------------

[1] American Academy of Sleep Medicine. International classification of sleep disorders [M]. 3rd ed. American Academy of Sleep Medicine, Darien, IL, 2014.

[2] Sateia M J. International classification of sleep disorders-third edition: high lights and

modifications[J]. Chest, 2014, 146: 1387.

[3] Cheng W, Rolls E T, Ruan H, et al. Functional connectivities in the brain that mediate the association between depressive problems and sleep quality[J]. JAMA Psychiatry, 2018, 75(10): 1052 - 1061.

[4] Berry R B, Albertario C L, Harding S M, et al. American Academy of Sleep Medicine. The AASM manual for the scoring of sleep and associated events: rules[M]. Terminology and Technical Specifications, Version 2.5, www. aasmnet. org, American Academy of Sleep Medicine, Darien, IL, 2018.

[5] American Psychiatric Association. Diagnostic and statistical manual of mental disorders [M]. Fifth Edition (DSM - V): American Psychiatric Association, Arlington, VA, 2013.

[6] Ritter P S, HFler M, Wittchen H U, et al. Disturbed sleep as risk factor for the subsequent onset of bipolar disorder-data from a 10-year prospective-longitudinal study among adolescents and young adults[J]. J Psychiatr Res, 2015, 68: 76 - 82.

[7] Sylvia L G, Chang W C, Kamali M, et al. Sleep disturbance may impacts treatment outcome in bipolar disorder: a preliminary investigation in the context of a large comparative effectiveness trial[J]. J Affect Disord, 2018, 225: 563 - 568.

[8] Lamont E W, Legault Coutu D, Cermakian N, et al. The role of circadian clock genes in mental disorders dialogues[J]. Clin Neurosci 2007, 9(3): 333 - 342.

[9] McClung C A. Role for the Clock gene in bipolar disorder[C] Cold Spring Harbor Symposia on Quantitative Biology. Cold Spring Harbor Laboratory Press, 2007, 72: 637 - 644.

[10] Benedetti F, Serretti A, Colombo C, et al. Influence of CLOCK gene polymorphism on circadian mood fluctuation and illness recurrence in bipolar depression[J]. Am J Med Genet B Neuropsychiatr Genet, 2003, 123B(1): 23 - 26.

[11] Benedetti F, Dallaspezia S, Colombo C, et al. A length polymorphism in the circadian clock gene Per3 influences age at onset of bipolar disorder[J]. Neuroscience letters, 2008, 445(2): 184 - 187. 14.

[12] Bedrosian T A, Nelson R J. Timing of light exposure affects mood and brain circuits [J]. Transl Psychiatry, 2017, 7(1): e1017.

[13] Mansour H A, Wood J, Logue T, et al. Association study of eight circadian genes with bipolar I disorder, schizoaffective disorder and schizophrenia[J]. Genes Brain Behav, 2006, 5(2): 150 - 157.

[14] Bunney B G, Li J Z, Walsh D M, et al. Circadian dysregulation of clock genes: clues to rapid treatments in major depressive disorder[J]. Mol Psychiatry, 2015, 20(1): 48 - 55.

[15] Lamont E W, Legault Coutu D, Cermakian N, et al. The role of circadian clock genes in mental disorders[J]. Dialogues Clin Neurosci, 2007, 9(3): 333-342.

[16] Watanabe S Y, Iga J I, Ishii K, et al. Biological tests for major depressive disorder that involve leukocyte gene expression assays[J]. J Psychiatr Res, 2015, 66-67: 1-6.

[17] Fan H, Sun X, Guo W, et al. Differential expression of microRNA in peripheral blood mononuclear cells as specific biomarker for major depressive disorder patients[J]. J Psychiatr Res, 2014, 59: 45-52.

[18] Powell T R, Schalkwyk L C, Heffernan A L, et al. Tumor necrosis factor and its targets in the inflammatory cytokine pathway are identified as putative transcriptomic biomarkers for escitalopram response[J]. Eur Neuropsychopharmacol, 2013, 23(9): 1105-1114.

[19] Hervé M, Bergon A, Le Guisquet A M, et al. Translational identification of transcriptional signatures of major depression and antidepressant response[J]. Front Mol Neurosci, 2017, 10: 248.

[20] Watanabe S Y, Iga J I, Ishii K, et al. Biological tests for major depressive disorder that involve leukocyte gene expression assays[J]. J Psychiatr Res, 2015, 66-67: 1-6.

[21] Fuchikami M, Morinobu S, Segawa M, et al. DNA methylation profiles of the brain-derived neurotrophic factor (BDNF) gene as a potent diagnostic biomarker in major depression[J]. PLoS One, 2011, 6(8): e23881.

[22] Fan H, Sun X, Guo W, et al. Differential expression of microRNA in peripheral blood mononuclear cells as specific biomarker for major depressive disorder patients[J]. J Psychiatr Res, 2014, 59: 45-52.

[23] Cui X, Sun X, Niu W, et al. Long non-coding RNA: potential diagnostic and therapeutic biomarker for major depressive disorder[J]. Med Sci Monit, 2016, 22: 5240-5248.

[24] Gururajan A, Naughton M, Scott K, et al. MicroRNAs as biomarkers for major depression: a role for let-7b and let-7c[J]. Transl Psychiatry, 2016, e862.

[25] Powell T R, McGuffin P, D'Souza U M, et al. Putative transcriptomic biomarkers in the inflammatory cytokine pathway differentiate major depressive disorder patients from control subjects and bipolar disorder patients[J]. PLoS One, 2014, 9(3): e91076.

[26] 陈宇. 基于蛋白芯片技术筛选抑郁症血浆的诊断标志物[J]. 重庆医科大学, 2014.

[27] Zhan Y, Yang Y T, You H M, et al. Plasma-based proteomics reveals lipid metabolic and immunoregulatory dysregulation in post-stroke depression[J]. Eur Psychiatry, 2014, 29(5): 307-315.

[28] Lee M Y, Kim E Y, Kim S H, et al. Discovery of serum protein biomarkers in drug-free patients with major depressive disorder[J]. Prog Neuropsychopharmacol Biol

Psychiatry, 2016, 69: 60－68.

［29］颜因,李敏,王继生,等. 氟西汀作用于慢性温和不可预见性应激大鼠海马组织前后的差异蛋白质组学研究［J］. 川北医学院学报,2016,31(3): 336－341.

［30］Mullins N, Forstner A J, O'Connell K S, et al. Genome－wide association study of more than 40, 000 bipolar disorder cases provides new insights into the underlying biology［J］. Nat Genet, 2011, 43(10): 977－983.

［31］Stahl E A, Breen G, Forstner A J, et al. Genome-wide association study identifies 30 loci associated with bipolar disorder［J］. Nat Genet, 2019, 51(5): 793－803.

［32］Hou L, Bergen S E, Akula N, et al. Genome-wide association study of 40,000 individuals identifies two novel loci associated with bipolar disorder［J］. Hum Mol Genet, 2016, 25(15): 3383－3394.

［33］Ikeda M, Takahashi A, Kamatani Y, et al. A genome-wide association study identifies two novel susceptibility loci and trans population polygenicity associated with bipolar disorder［J］. Mol Psychiatry, 2018, 23(3): 639－647.

［34］Green EK, Grozeva D, Forty L, et al. Association at *SYNE1* in both bipolar disorder and recurrent major depression［J］. Mol Psychiatry, 2013, 18(5): 614－617.

［35］Charney A W, Ruderfer D M, Stahl E A, et al. Evidence for genetic heterogeneity between clinical subtypes of bipolar disorder［J］. Transl Psychiatry, 2017, 7(1): e993.

第六章

双相障碍的分子生物标志物

氧化应激损伤和神经免疫异常是精神医学界较为认可的双相障碍病理机制假说,在双相障碍患者的尸脑组织中及外周循环中均发现氧化应激和神经免疫变化,其有望成为一种可靠的生物标志物进而提供一种更准确、快捷的诊断方式。部分用于治疗双相障碍的药物也被认为可能是通过改变脑组织中氧化应激和神经免疫指标的表达起到了治疗作用,基于此研发的新药有望改善双相障碍患者的预后,促进患者社会功能的恢复,减轻疾病负担。本章从氧化应激损伤和神经免疫异常的角度出发,探讨双相障碍的蛋白生物标志物研究进展。

第一节　双相障碍的生化标志物

目前双相障碍的诊断主要依靠症状学。双相障碍以抑郁和躁狂反复发作为主要特征,其发病通常起于抑郁症状,因此发病初期极易被诊断为抑郁症或者单相抑郁障碍,往往经过多年对疾病发展的观察才能做出准确的诊断,这种准确诊断的延迟会影响适当治疗的开始。在某些情况下,使用抗抑郁药治疗可能会恶化患者病情。因此,寻找生物标志物、建立多维度的诊断标准刻不容缓。

尽管双相障碍的发病机制并没有完全阐明,然而氧化应激和神经免疫因素与双相障碍的关系已得到较为广泛的认同,基于这些机制的相关研究发现并证实了许多生物标志物的存在。因此,梳理潜在的氧化应激和神经免疫相关生物标志物,可能为临床诊断提供新思路。

一、氧化应激因子

氧化应激是指活性氧类的产生与抗氧化防御系统的有效性之间的不平衡。活性氧(reactive oxygen species, ROS)主要包括过氧化氢(H_2O_2)、超氧阴离子(O_2^-)、羟基自由基(OH);活性氮(reactive nitrogen species, RNS)包括一氧化氮(NO)、二氧化氮(NO_2)和过氧化亚硝酸盐(ONOO)。它们广泛存在于活生物体并在细胞信号转导途径中起关键作用。抗氧化系统主要由抗氧化酶组成,包括超氧化物歧化酶(superoxide dismutase, SOD)、过氧化氢酶(catalase, CAT)和谷胱甘肽过氧化物酶(glutathione peroxidase, GPx),一些非酶成分(例如谷胱甘肽)也参与其中,共同保护脑细胞免受氧化损伤。SOD 将超氧化物自由基转化为过氧化氢,CAT 将过量的过氧化氢代谢为水和氧气,GPx 可以与谷胱甘肽协同清除过氧化物和羟基自由基。

氧化应激在各种神经系统疾病,如阿尔茨海默病、帕金森病、亨廷顿舞蹈症和其他老年认知障碍中的作用已被广泛报道。也有证据表明,氧化应激在诸如双相障碍、精神分裂症、抑郁症等精神疾病中发挥作用。独特的氧化还原微环境使中枢神经系统的病理区域与周围环境截然不同,认识氧化还原微环境有助于中枢神经系统疾病检测、诊断和治疗。

较多证据表明,在双相障碍急性发作期(躁狂发作或抑郁发作),氧化应激作为一种主要分子损伤促进 DNA 氧化,加速线粒体损伤,导致硫代巴比妥酸反应物(thiobarbituric acid reacting substance,TBARS)、丙二醛(malondialdehyde,MDA)、羰基蛋白等水平变化,进而引起很多抗氧化酶水平的变化,这些物质成为氧化应激的重要标志物,可能有助于双相障碍的诊断。研究证实,躁狂/混合发作期间双相障碍患者比正常或抑郁期患者的血清尿酸水平更高。在一项纳入 23 例躁狂期的双相障碍患者和 40 名健康受试者的研究中,比较了两组血清氧化应激相关标志物的活性,包括 SOD、CAT、GPx、TBARS、8 - OHdG 和 PCC,其最重要的发现是躁狂发作期双相障碍患者血清 TBARS 水平明显高于健康对照组,接受治疗后患者血清 TBARS 水平显著降低;而 SOD、CAT、PCC 和 8 - OHdG 没有显著差异,接受治疗后活性变化也不明显。其中血清 CAT 和 PCC 水平与躁狂症状呈显著正相关,GPx 活性与躁狂症状呈负相关。另一项研究进一步纳入性别、体重和/或合并代谢综合征等因素,发现双相障碍患者的 TAC 和 MDA 水平明显低于健康人,TBARS 超过了正常值的临界值,性别对 TBARS 有一定的影响。还有研究将双相障碍患者分为首发躁狂组和多次躁狂发作组,检测血清总抗氧化剂容量和总氧化剂容量,通过总氧化剂容量/总抗氧化剂容量计算氧化应激指数作为氧化应激的评价参数,并以健康组为对照,发现首发躁狂组的 TOC 水平显著高于多次躁狂发作组,两组均显著高于健康对照组。但也有研究发现躁狂发作、情绪稳定期患者和健康对照组的总抗氧化剂状态、总氧化剂状态和氧化应激指数与健康人群无显著差异。综合这些研究结果,提示血清 TBARS 水平可能是双相障碍氧化应状态的生物标志物。

二、免疫因子

免疫系统与中枢神经系统之间存在双向通讯(cross talk),炎症过程与双相障碍之间存在关联。

研究证实多种细胞因子水平在双相障碍患者中存在异常。一项研究将双相障碍患者分层为双相Ⅰ型、双相Ⅱ型、躁狂状态、抑郁状态和情绪正常状态，发现双相障碍患者的 sIL-2R、sIL-6R、CRP、sTNF-R1、sP-选择素和 MCP-1 水平均显著高于情绪正常组，双相Ⅱ型和抑郁状态患者的 sTNF-R1 水平显著低于双相Ⅰ型和正常/轻躁狂/躁狂状态的患者。这表明，sTNF-R1 可能成为双相障碍分型的潜在标志物。然而，根据情感发作状态探究标志物的研究仍然较少，其准确性仍然需要更多的临床研究来验证。另一项研究检测了双相障碍患者与健康对照血清 IL-6、IL-8、IL-18、TNF-α、高敏 C 反应蛋白(highly sensitive C-reactive protein, hsCRP)、白细胞和中性粒细胞计数，发现双相障碍患者的白细胞和中性粒细胞计数、血清 IL-6、TNF-α 水平均高于对照组，IL-6、TNF-α 和 hsCRP 水平与白细胞和中性粒细胞计数呈正相关。也有研究发现，双相障碍患者的血清 IL-6 和 IL-10 水平高于对照组。还有研究报道女性患者的血清 hsCRP 和 IL-6 的水平与躁狂和抑郁发作的次数呈正相关。此外，有研究证明双相障碍患者 IL-1β 和 sIL-1RA 水平增加。更有研究表明，在调整了体重指数(body mass index, BMI)和合并症后，双相障碍患者的 sIL-6R、CRP、sTNF-R1 和 MCP-1 的水平仍高于 UD 患者。也有研究发现躁狂、抑郁和混合状态双相障碍患者的血清 TNF-α 和 IL-6 水平显著高于对照组，而抑郁发作的患者血清 IL-18 水平更高，而躁狂、抑郁和混合状态患者之间未观察到显著差异。

趋化因子水平变化作为双相障碍诊断潜在的标志物也受到重视。CCL2 又称单核细胞趋化蛋白 1(monocyte chemoattractant protein 1, MCP-1)，对单核/巨噬细胞、树突状细胞和 T 淋巴细胞具有趋化作用。在炎症状态下，神经元、小胶质细胞和星形胶质细胞上调 CCL2 和其受体 CCR2 的表达。CCL3 又称巨噬细胞炎症蛋白 1α(MIP-1α)，被认为是中性粒细胞的趋化剂。CXCL8(IL-8) 是粒细胞、B 淋巴细胞、T 淋巴细胞、树突状细胞和自然杀伤细胞的趋化因子。星形胶质细胞、神经元、小胶质细胞和血脑屏障内皮细胞也表达 CXCL8 受体 CXCR1 和 CXCR2。

与健康对照组相比，双相障碍患者的趋化因子 CXCL10 水平升高，CCL24 水平降低。还有研究发现与健康对照组相比，双相障碍患者脑脊液中的 MCP-1 水平更高。Johansson 等发现双相障碍患者的脑脊液中 MCP-1 和 YKL-40 水平升高，血清 sCD14 和 YKL-40 水平升高；在控制混杂因素(如年龄、性别、吸烟、血液和脑脊液屏障功能、急性期蛋白和 BMI) 后,这些差异仍然存在。另有研究显示,双相障碍患者的血浆 CCL11、CCL24 和 CXCL10 水平高于对照组,但 CXCL8 的血浆水平低于对照组,这种变化与躁狂发作与否无关。

三、神经营养因子

脑源性神经营养因子(BDNF)是神经营养因子家族的成员之一,广泛分布于中枢神经系统,在大脑皮质和海马含量最高。BDNF 通过与其高亲和力受体酪氨酸激酶受体 B(TrkB)结合,激发一系列下游信号通路,从而发挥其多种生物学功能。BDNF 及其下游信号通路的激活促进中枢和周围神经系统的神经细胞的存活和分化、神经发生,参与轴突生长、树突分化和连接以及调节突触可塑性和长时程增强。BDNF 对脑区的认知、情绪的控制是至关重要的。

目前很多证据表明,BDNF 和其他一些影响神经元生长的营养因子在双相障碍中水平存在异常。双相障碍患者血清 BDNF 水平显著低于对照组,同时躁狂患者的 YMRS 评分与 BDNF 水平有关,证明下调的 BDNF 表达不仅在神经发育、重建和可塑性调节方面起着关键作用,也与 双相障碍 的病理生理有关,这与一项荟萃分析的结果一致,提示 BDNF 可作为状态依赖的情绪发作标志物。

四、小结

同其他许多精神疾病一样,双相障碍的发病机制并没有被完全阐明。尽管如此,氧化应激机制和炎症机制在双相障碍发病机制中起作用已经被普遍接受。使用氧化应激因子、炎症因子、神经营养因子的浓度作为双相障碍进展和活动的生物标志物有较强的可行性。迄今为止,大多数研究都是横断面的,很少有前瞻性研究。此外,由于其他精神疾病和神经退行性疾病也表现出与双相障碍相同的生化异常,这可能会使得这类生物标志物因缺乏特异性而影响其使用。尽管如此,生物标志物对双相障碍的诊断和状态鉴别仍然提供了可贵的客观依据。

(张　晨、刘瑞梅)

第二节　双相障碍的代谢标志物

　　Friedhoff 等是精神疾病相关代谢标志物研究的先驱,他们最早利用色谱分析法对精神分裂症患者的尿液样本进行检测,发现患者的尿液中有区别于健康人的代谢物 p-酪胺。此后,寻找代谢标志物逐渐成为精神疾病诊断学的重要方向。20 世纪的研究人员往往会根据药物机制及临床经验,预测一个或几个关键的代谢物,并对双相障碍患者体内这些代谢物进行细致的研究探索。

　　然而,双相障碍等精神疾病的发生和发展与遗传、环境等因素都有密切联系,该类患者体内代谢物动态变化情况非常复杂,不同个体间异质性也较大。因此,只针对一种或少数几种代谢物进行定量检测的"假设-检验"研究方法已经无法满足当前的需要。而近二十年逐渐发展完善的代谢组学方法可以对选定样本内的几乎所有代谢物进行定性定量检测,对不同代谢物间的变化关系进行动态分析,为双相障碍等精神疾病代谢标志物体系的建立提供了全新的思路和方法。随着精准医学理念的提出与检测平台的进一步发展完善,利用代谢组学探究双相障碍的病理生理学机制、挖掘与筛选双相障碍诊断标志物已成为该领域近几年的热点之一。多个研究团队对不同地区和类型的双相障碍患者脑组织、脑脊液、血液、尿液等样本进行了代谢组学分析。本文将对近年来相关研究中发现的潜在的双相障碍代谢标志物进行梳理,以期更好地为临床服务。

一、氨基酸类代谢物

1. 谷氨酸及相关代谢物

　　谷氨酸(glutamate,Glu)是中枢神经系统内最主要的兴奋性递质,且与谷氨酰胺(glutamine,Gln)等多种神经递质的合成转化密切相关。Glu 在脑内主要通过谷氨酸-谷氨酰胺(Glu-Gln)循环进行代谢,即星形胶质细胞会吸收胞外多余的 Glu,将其转化为 Gln 后释放;而突触前神经元会摄取 Gln,将其再转化为 Glu。该循环的破坏或失衡可能是双相障碍等精神疾病发生的病理生理机制之一,目前常用 Glu/Gln 比值表示其变化。

有研究采用核磁共振波谱(NMR)研究将 Glu 与 Gln 进行定量检测,发现稳定期双相障碍患者前扣带回皮质区域的 Glu 水平及 Glu/Gln 比值均比健康对照组低。双相障碍患者前扣带回皮质区域的 Gln 水平比对照组高,Glu/Gln 比值更低。上述研究结果说明双相障碍患者脑内 Glu-Gln 循环明显失衡,Gln 生成增加的同时 Glu 再生减少,从而导致前扣带回皮质区的 Glu 与 Gln 变化趋势相反。未来还需要对不同临床分类及分期的双相障碍患者进行检测,关注脑内 Glu 等递质的动态变化,以获取更多线索。

与脑内 Glu 代谢研究相比,以双相障碍患者体液中 Glu 变化为核心的研究极少。采用高效液相色谱法(high performance liquid chromatography,HPLC)检测双相障碍患者的血清和脑脊液发现,与健康对照相比,双相障碍患者的血清中 Glu 水平明显较高,而脑脊液中 Glu 水平与对照组相比无统计学差异。Glu 及其衍生物参与了体内相当多的代谢过程,在双相障碍患者不同体液中的变化情况非常复杂,而目前的研究还无法揭示出某些特定的趋势及规律。因此,外周血 Glu 作为双相障碍诊断标志物的价值还有待进一步的研究。

2. N-乙酰天冬氨酸及衍生物

在 N-乙酰基转移酶的作用下,天冬氨酸(aspartate,ASP)与乙酰 CoA 在神经元线粒体内合成 N-乙酰天冬氨酸(N-acetyl-aspartate,NAA)。NAA 是中枢神经系统内含量最高的化合物之一,其与髓鞘形成、神经元-胶质信号传递等生理过程密切相关,已被公认为线粒体功能与神经完整性的重要标志物。NAA 也可以与 Glu 一起合成 N-乙酰天冬氨酸谷氨酸(N-acetylaspartylglutamate,NAAG),NAAG 在神经细胞信号传递中发挥着重要作用,与意识、记忆形成等密切相关。

Caetana 等利用[1]H-MRS 技术,对儿童双相障碍患者与健康对照组大脑进行扫描,发现儿童双相障碍患者的双边内侧前额叶皮质与左侧背外侧前额叶皮质区域的 NAA 水平明显较正常组低。Haarman 等利用相同技术,观察到成年 I 型双相障碍患者海马区 NAA 及 NAAG 水平也明显低于对照组。此外,其他研究也表明稳定期双相障碍患者的海马、前额叶皮质区、前扣带回皮质区与颞上回区 NAA 水平明显较低。可以说,双相障碍患者几大关键脑区内 NAA 的水平下降已得到广泛验证。根据既往研究,NAA 水平的降低也意味着相关区域神经元缺损与细胞内部的线粒体损伤。随着双相障碍氧化应激假说与线粒体损伤假说的进一步发展完善，NAA 及 NAAG 有望成为诊断双相障碍及判断双相障碍预后情况的神经代谢标志物。

3. 色氨酸与犬尿氨酸相关代谢物

色氨酸(tryptophan,TRP)是人体内重要的必需氨基酸,除小部分在肠道嗜铬细胞中合成 5-羟色胺外,超过 95% 的色氨酸(tryptophan,Trp)都通过肝脏中的色氨酸 2,3-双氧酶(TDO)或免疫系统、脑组织中的吲哚胺 2,3-双氧酶分解生成犬尿酸原(kynurenine,Kyn)。Kyn 最终可能分解代谢为终产物犬尿喹啉酸(kynurenic acid,KA),KA 可能具有一定的神经保护作用;也可能沿另一通路生成 3-羟基犬尿氨酸(3-hydroxykynurenine,3-HK)、3-氨基羟基苯甲酸(3-hydroxyanthranilic acid,3-HAA)或喹啉酸(quinolinic acid,QA),此通路生成的 QA 等代谢物均对神经元有一定的兴奋性毒性作用。

近年来,双相障碍的免疫炎症机制越来越受到关注。在机体炎症状态下,活化的吲哚胺 2,3-双氧化酶将大量 Trp 转化为 KYN,这可能导致 Trp 向 5-羟色胺转化减少,从而引起部分抑郁症状。利用 HPLC 对受试者血清样本进行分析,发现 I 型双相障碍患者血清中 Trp、Kyn、KA 的水平都明显低于健康对照,且 KA 的水平与脑白质微小结构变化有一定相关性。稳定期双相障碍患者血清中的 3-HK 水平较对照组高,而 KA 水平比对照组低,3-HK/KA 值显著高于对照组,3-HK/KA 值与双相障碍患者记忆功能呈负相关。同样,双相障碍患者血清 KA 水平、KA/3-HK 值和 KA/QA 值显著低于健康对照组与精神分裂症组。以上研究支持 KA 对双相障碍患者有保护作用以及 3-HK、QA 等对双相障碍患者有神经损伤作用的假说。但是,上述临床研究也显示,抑郁症患者与双相障碍患者体内犬尿氨酸代谢物变化趋势非常相近。因此,该类代谢物在双相障碍诊断及与抑郁症鉴别诊断中的特异性仍有待进一步检验。

4. β-丙氨酸

β-丙氨酸(β-alanine,β-Ala)是一种天然存在的非必需氨基酸,是尿嘧啶和胞嘧啶的分解代谢产物,它在体内主要作用是与 L-组氨酸合成肌肽,而不是参与蛋白质的合成。男性双相障碍患者及男性健康对照血清样本代谢组学分析显示 β-Ala 在双相障碍组血清中的水平明显较低。利用 GC-MS 技术对双相障碍患者尿液样本检测,结果显示双相障碍患者尿液样本中 β-Ala 水平显著高于抑郁症组与健康对照组,说明该代谢物有成为鉴别双相障碍和抑郁症标志物的潜力。双相障碍与抑郁症代谢标志物所属通路的系统综述也显示,β-Ala 代谢可能是双相障碍有别于抑郁症的特征性通路。因此,对 β-Ala 在双相障碍患者体内变化情况的深入研究有助于促进标志物体系的研发工作,也有助于加深对两类疾病发病机制的理解。

二、脂质及相关代谢物

1. 多不饱和脂肪酸类代谢物

多不饱和脂肪酸(PUFA)是指含有 2 个或 2 个以上双键,且碳链长度为 18~22 个碳原子的直链脂肪酸,主要有 omega-3(n-3)和 omega-6(n-6)两大类。PUFA 约占大脑净重的 20%,其在胞外信号传递、细胞内信号转导、基因表达等方面都发挥重要的调控作用。在双相障碍的免疫炎症假说、线粒体损伤假说、组胺能系统紊乱发病机制假说中,PUFA 也均扮演了重要角色。因此,PUFA 是近年来双相障碍代谢标志物研究的热点,而其中最受关注的是二十碳五烯酸(eicosapentaenoic acid, EPA)、二十二碳六烯酸(docosahexaenoic acid, DHA)与花生四烯酸(arachidonic acid, AA),EPA 和 DHA 属于 n-3 PUFA,而 AA 属于 n-6 PUFA。

既往研究及临床报告显示双相障碍患者体内 EPA、DHA 等 n-3 PUFA 水平可能低于健康人群,而 AA 等 n-6 PUFA 水平可能高于健康人群,在治疗中为患者补充 n-3 PUFA 可能有利于其恢复。对 6 项不同地区的临床研究进行荟萃分析后显示,与健康对照相比,I 型双相障碍患者红细胞内 DHA 水平明显较低,而 AA 水平在不同组间无明显差异。还发现 PUFA 与青少年双相障碍发病风险的关系,该研究检测红细胞 EPA+DHA 值发现,与对照组相比,超高风险组(亲生父母中至少有一位 I 型双相障碍患者且自身也患有抑郁相关疾病)和首发 I 型双相障碍青少年组的红细胞 EPA+DHA 值明显较低,高风险组(亲生父母中至少有一位 I 型双相障碍患者但自身健康)EPA+DHA 值呈现较低趋势但缺乏统计学差异。红细胞 EPA+DHA 的值与躁狂或抑郁症状的严重程度呈负相关。该试验说明外周 PUFA 有望成为双相障碍预测与严重度评估的代谢标志物,相关标志物的开发将有利于青少年双相障碍的预防监测工作。

近年来,双相障碍的免疫炎症机制受到了广泛关注,机体炎症因子水平的升高可能在不同层面影响大脑功能,从而引发各种认知及情感症状。EPA等n-3 PUFA可能有抗炎作用,而AA等n-6 PUFA可能有促炎作用,它们可能在双相障碍的发生发展过程中起到了完全不同的作用。检测双相障碍患者血浆中各类PUFA和IL-6、TNFα等炎症因子表明,与健康对照相比,双相障碍患者血浆中EPA和DHA水平明显较低,而AA水平明显较高。双相障碍患者血浆IL-6与TNFα水平显著高于健康对照,且双相障碍患者血浆内EPA水平与IL-6、TNFα水平呈负相关。上述临床研究说明PUFA作为机体代谢标志物,具有辅助预测和诊断双相障碍的潜力。

2. 脂质氢过氧化物

当机体进入氧化应激状态时,组织及循环内的不饱和脂肪酸会被增多的自由基攻击,从而产生各类过氧化的脂质小分子,此过程即为脂质过氧化。目前最常用于反映机体脂质过氧化的标志物是脂质氢过氧化物(lipid hydroperoxide,LPH)和4-羟基-2-壬烯醛(aldehyde 4-hydroxy-2-nonenal,HNE)。

脂质过氧化与双相障碍患者大脑区域结构变化的关系一直是双相障碍氧化应激相关机制研究的热点之一。利用弥散张量成像(diffusion tensor imaging,DTI)技术对稳定期双相障碍患者的脑白质进行扫描,同时检测这些患者的血清LPH水平,结果显示双相障碍患者血清LPH水平显著高于健康对照组,且LPH水平能在一定程度上反映大脑部分区域白质结构的变化程度。脑白质中含有大量神经纤维,而其髓鞘中磷脂的过氧化损伤可能导致神经功能受损,血清中LPH的水平可能反映了机体整体的氧化应激水平,也反映了脑组织氧化损伤的程度。脑齿状回-CA4区的结构与功能变化在双相障碍的发生和发展中有重要作用。因此,研究者利用MRI及特定分离算法,结合外周血单核细胞脂质过氧化物水平检测,发现与健康对照相比,Ⅱ型双相障碍患者外周血单核细胞HNE水平明显增高,且在Ⅱ型双相障碍患者组内,HNE水平与脑齿状回-CA4区体积呈负相关。上述研究表明,脂质过氧化引起的大脑内部结构变化可能是双相障碍的发病机制之一,而利用外周脂质过氧化标志物预测双相障碍患者脑结构变化有一定的可行性。

此外,脂质过氧化情况与双相障碍患者大脑功能的直接关系也日益受到研究者的关注。对青少年双相障碍患者血清中LPH水平进行了检测,发现双相障碍患者血清中 LPH 的水平与其执行功能呈负相关。如前所述,血清 LPH 水平越高,可能说明机体氧化应激越严重,而负责执行功能的相关脑区氧化损伤也更严重。血清中 BDNF 水平在双相障碍组和健康对照组中与 LPH 水平呈现相反的变化关系,说明 BDNF 可能是其中重要的调控因子。

3. 胆碱及相关代谢物

胆碱(choline,Cho)是人体内各种生物膜组分及乙酰胆碱(Ach)的前体,在中枢神经系统及外周都具有重要生理作用。系统综述表明,相较于正常人群,各类双相障碍患者脑内 Cho 的水平较高。首发型 I 型双相障碍患者脑白质内 Cho 水平高于健康对照的发现,再次验证了这一现象。

虽然 Cho 在双相障碍患者脑内的变化趋势已较明确,但在精神分裂症等其他精神疾病患者脑中其水平同样较高,即将其作为代谢标志物时缺乏特异性。目前,大量研究表明以 Cho 为原料的磷酸胆碱(phosphocholine,PC)及甘油磷酸胆碱(glycerophosphocholine,GPC)可能是更具前景的双相障碍标志物。I 型双相障碍患者脑内前扣带回皮质区、尾状核、壳核的 GPC+PC 水平较健康人明显升高。PC 及 GPC 都是神经元内生物膜的重要组成部分,其水平升高可能提示膜磷脂分解代谢异常增强,而在基底节处膜磷脂代谢异常可能会导致双相障碍患者奖赏回路的功能受损。此后,利用相同方法对快速循环型 I 型双相障碍患者进行了检测,发现快速循环型 I 型双相障碍患者脑内前扣带回皮质区、尾状核、壳核的 GPC+PC 水平不仅高于健康对照组,同时也高于非快速循环型 I 型双相障碍型患者。该结果说明脑内 GPC+PC 水平不仅可以辅助诊断双相障碍,还有助于双相障碍分类及预测转归。上述临床试验表明双相障碍患者脑内 GPC+PC 水平升高,但也有研究得出了与此相反的结果,发现稳定期双相障碍患者顶叶 GPC+PC 水平低于健康对照,发现儿童双相障碍患者前额叶皮质区 GPC+PC 水平低于健康对照,这可能提示不同类型双相障碍患者脑部不同区域的膜磷脂代谢异常趋势不同。未来的研究应对双相障碍患者进行细致分组,针对不同脑区进行 GPC+PC 水平的精准检测,以确定不同部位膜磷脂代谢及神经元髓鞘合成与分解的具体情况,为 Cho 相关标志物体系的搭建提供理论基础。

4. 其他脂质代谢物

UPLC–HRMS 技术检测血清样本的非靶向脂质组学研究发现 I 型双相障碍稳定期患者的血清甘油酯类及鞘脂类代谢物水平比健康人明显较高,而甘油磷脂水平明显较低。提示磷脂合成代谢紊乱可能是双相障碍患者外周代谢变化的核心特点,而这可能和其体内磷脂酰肌醇的异常升高有关。此外,双相障碍患者血浆中神经酰胺的水平显著高于健康对照,且神经酰胺水平与患者年龄呈正相关,但与 BMI 没有明显关联。双相障碍外周脂质组学相关的研究目前仍在起步阶段,现有文献报告存在样本量较小、纳入双相障碍患者的临床类型较局限等问题。但根据最新的系统综述,甘油磷脂相关代谢物的明显变化目前只在双相障碍中被检测到,有潜力成为与抑郁症进行鉴别诊断的特异性标志物。该领域将是未来的研究热点,随着检测技术、分析方法、实验设计的发展完善,双相障碍患者外周的脂质代谢变化规律必将得到更深入的剖析。

三、其他重点代谢物

1. 肌醇

20 世纪以来,研究人员一直致力于探究锂盐治疗双相障碍的分子机制。大量研究表明,锂盐可以通过抑制肌醇单磷酸酶从而减少肌醇(myo-inositol, MI)的再生。基于此现象,相关研究者猜想脑内过多的 MI 可能与双相障碍发病有关,而减少脑内的 MI 含量可能对双相障碍有治疗效果,这一假说已在许多临床试验中得到验证。利用^{1}H‒NMR 技术对受试者血清样本进行检测,发现 I 型双相障碍患者血清中 MI 水平显著高于健康对照组。利用^{1}H‒MRS 技术对患者脑部前扣带回皮质区检测,发现使用锂剂治疗的 I 型双相障碍患者前扣带回皮质区 MI 水平显著低于未用锂剂治疗的 I 型双相障碍患者,说明锂盐治疗可以有效降低双相障碍患者前扣带回皮质区的 MI 水平。尽管有大量试验数据支撑,但该假说仍未得到公认,因为有一些研究呈现出了与此相悖的结果。如稳定期双相障碍患者左侧颞叶 MI 水平显著低于健康对照及精神分裂症受试组,经锂剂治疗的双相障碍患者血清 MI 水平比未经治疗的双相障碍患者更高等。试验结果产生争议的原因可能是不同试验间双相障碍患者的分型分期存在差异、双相障碍患者之间的异质性过大、检测技术与分析方法存在差异、受检测的目标脑区不同等。在以上问题得到充分处理及解释后,MI 仍有望成为双相障碍诊断及锂剂治疗效果评估的标志物。

2. 2,4 -二羟基嘧啶

利用 GC - MS 技术检测双相障碍患者与健康对照组尿液代谢组学分析,发现 2,4 -二羟基嘧啶在双相障碍患者尿液中的水平明显较低。进一步将 2,4 -二羟基嘧啶作为检测标志物进行了临床诊断试验,结果显示训练样本 ROC 分析中 AUC 值为 0.899,测试样本中 AUC 值达到了 0.805,这说明 2,4 -二羟基嘧啶有作为双相障碍尿液标志物的潜力。之后,在联合应用 NMR 与 GC - MS 技术挖掘双相障碍尿液标志物的研究中,再次证明了双相障碍患者尿液中 2,4 -二羟基嘧啶显著低于健康对照。尿液 2,4 -二羟基嘧啶水平在双相障碍患者与 MDD 患者间有显著差异,说明 2,4 -二羟基嘧啶有望成为双相障碍与 MDD 鉴别诊断的标志物。

3. α -羟基丁酸

除 2,4 -二羟基嘧啶外,α -羟基丁酸也是备受关注的双相障碍尿液标志物之一。α -羟基丁酸是 α -丁酮酸的代谢产物,机体内氧化应激水平升高可能促使胱硫醚向半胱氨酸转化加速,中间产物 α -丁酮酸生成增加,继而使尿液中 α -羟基丁酸的水平升高。挖掘双相障碍患者尿液标志物的研究表明,双相障碍患者尿液中 α -羟基丁酸的水平显著高于健康对照组,这也间接说明了双相障碍的发生和发展可能与机体氧化应激有关。随着生物信息学与机器学习技术的飞速发展,未来的研究将倾向于发掘多种尿液代谢物的变化规律及潜在联系,尝试联用多种尿液标志物对双相障碍进行诊断。

四、总结与展望

随着代谢组学技术的飞速发展,双相障碍代谢标志物的探索及发掘已成为近几年的研究热点。大量研究表明,Glu、NAA、EPA、DHA 等代谢物在双相障碍患者体液或特定脑区的浓度水平与健康对照有显著区别,具有辅助诊断双相障碍或监测双相障碍发展的潜力。但是,双相障碍代谢标志物相关研究同样存在非常多的问题和挑战。Glu、GPC、MI 等代谢物在不同体液样本中变化趋势不同,且不同研究得出的许多矛盾结果目前无法解释;NAA 等代谢物在抑郁症患者与双相障碍患者中变化情况没有明显差别,即缺乏特异性;Cho 相关的代谢物还存在一定的检测难度⋯⋯由此可见,双相障碍的代谢标志物离真正的临床应用还存在相当长的距离。

希望未来的研究能针对双相障碍患者的分型分期进行更为细致的分类、对不同体液样本中的相同代谢物均进行比较。此外,利用人工智能与机器学习技术,探究不同代谢物间的动态变化关系及变化模式,也将是更具前景的研究方向。

(张　晨、吴则南)

第三节　双相障碍的能量标志物

能量代谢在正常和异常脑功能中所起的作用越来越引起人们的兴趣。大脑占有 2% 的身体质量,但本身却消耗 25% 的能量底物,这种不成比例的能量消耗,让大脑特别容易受到能量代谢变化的影响。而从细胞/分子的角度出发,能量代谢的主要枢纽,就是线粒体。线粒体基质中含有柠檬酸循环(三羧酸循环)的相关酶,为电子传递链提供质子/电子供体;电子传递链将质子从基质泵入膜间空间,并在质子重新进入基质时以 ATP 的形式产生能量。

双相障碍的发病机制是多因素的,目前仍未阐明。但许多试验都发现了线粒体功能障碍与双相障碍存在着紧密的关联,如电子传递链(electron transport chain,ETC)异常、线粒体结构紊乱或者线粒体 DNA(MtDNA)的突变/多态性等;线粒体疾病也经常与精神病症状并存,并被误诊。因此,探索线粒体功能障碍在双相障碍病因学以及其在发病机制中扮演的角色,并寻找相关能量标志物,对于发现治疗双相障碍的新靶点具有十分重要的意义。

一、高能磷酸代谢

三磷酸腺苷(ATP)是大脑的主要能量来源。虽然 ATP 在很大程度上是由线粒体的氧化磷酸化产生的,但其高能磷酸部分在可逆酶肌酸激酶的催化下迅速转移到肌酸生成磷酸肌酸,磷酸肌酸扩散到整个胞质,并根据细胞反应的需要,通过肌酸激酶反应在局部再生 ATP。磷酸肌酸加肌酸的水平反映了细胞内的能量缓冲系统,该系统将线粒体中产生的能量传输到胞质中,以维持恒定的

ATP 浓度。

在一项使用光刺激范式和 ^{31}P 磁共振波谱(^{31}P‐MRS)研究双相障碍患者在基线和脑激活期间的 HEP 分子动力学的试验中,发现双相障碍患者在静息状态下显示正常的 ATP 和磷酸肌酸水平,但在高能量需求(光刺激)时无法维持视觉皮质中正常的 ATP 水平;双相障碍组的肌酸激酶正向反应速率常数显著降低,而脑 ATP 和磷酸肌酸浓度以及脑实质的 pH 值均正常。这表明双相障碍患者可以在静息状态保持大脑正常的高能磷酸代谢物浓度,但产生新 ATP机制存在潜在异常,当能量需求增加时这种异常就会暴露出来。这也与双相障碍的病理生理学表现一致。

使用质子磁共振波谱(^{1}H‐MRS)研究双相障碍高危青年左右侧腹外侧前额叶皮质和前扣带回皮质在首次情绪发作前后的神经化学异常,高危组左侧腹外侧前额叶皮质基线 Pcr 和肌酸水平能够显著预测随访期间的心境事件。同样的,也发现以左侧腹外侧前额叶皮质的磷酸肌酸和肌酸的基线水平来预测双相障碍患者后代的情绪障碍发病情况,其准确率达 79%。

二、pH 值和乳酸

大脑的 pH 值是有意义的,因为酸度在很大程度上反映了乳酸的积累,这可能是大脑中相对能量产生从氧化磷酸化转移到糖酵解的体现。研究发现,首发双相障碍患者的脑实质 pH 值处于正常范围,这与慢性双相障碍中的研究结果一致。而也有研究报告了双相障碍患者额叶细胞内的 pH 值降低,或发现未用药的双相障碍患者的脑灰质乳酸浓度升高,以及双相障碍青少年患者血清乳酸水平显著高于健康对照组。这些不同的结果可能与双相障碍患者的群体特征以及用药情况有关,也可能与研究所针对的不同脑区有关。

三、ETC

线粒体 ATP 的产生是通过线粒体膜内 ETC 复合体传递的电子流动来实现的,氧化磷酸化是由 ETC 复合体 I~V 执行的过程。而复合体 I 是电子释放并与氧气反应,产生 ROS,从而产生氧化应激的主要部位之一。复合体 I 的活性可能成为双相障碍的潜在治疗靶点。

对处于缓解期的双相障碍患者外周血中线粒体参数测定,发现柠檬酸合成酶、复合体Ⅱ、复合体Ⅳ活性降低,复合体Ⅰ活性升高,复合体Ⅰ/柠檬酸合成酶比值明显升高。并认为复合体Ⅰ活性升高可能是柠檬酸合成酶、复合体Ⅱ和Ⅳ活性降低的一种代偿机制。双相障碍患者死后前额叶皮质 NDUFS7(复合体Ⅰ相关基因)的蛋白水平和复合体Ⅰ活性降低,线粒体蛋白氧化和酪氨酸硝化水平升高,并推断双相障碍患者前额叶皮质复合体Ⅰ的损伤可能与蛋白质氧化和硝化作用增加有关。研究还发现,包括复合体Ⅰ相关的 NDUFS7 和 NDUFS8 在内的 8 个线粒体 ETC 相关基因均显著下调。

四、线粒体基因(mtDNA)

最近有大量的研究将血液循环中的无细胞线粒体 DNA(CCF - mtDNA)作为一个潜在的生物标志物,因为它们是在生理应激、细胞凋亡或生物能量妥协的情况下从细胞中释放出来的。研究者测定了 105 例青少年(双相障碍组 64 例,健康对照组 41 例)的血清 CCF - mtDNA 浓度和乳酸浓度,发现双相障碍组血清乳酸水平(1.319 ± 0.444 nmol/ μl)明显高于健康对照组(1.168 ± 0.353 nmol/ μl; $P=0.043$),两组间血清 CCF - mtDNA 水平无明显差异。在双相障碍组内,抑郁症状与 CCF - mtDNA 水平呈负相关,但在经过多重比较矫正后失去显著性。在整个样本中,乳酸与 CCF - mtDNA 呈正相关;当诊断检查后,这种关联仍然存在于双相障碍,似乎为双相障碍患者所特有。

检测与双相障碍相关的 mtDNA 的多态性发现,A10398G 多态性与双相障碍显著相关(10398A 基因型:双相障碍组 33.1%,健康对照组 22.2%, $P<0.05$)。尽管经 Bonferroni 校正后差异不显著,但 5 178 和 10 398 位点的 CA 单倍型仍与双相障碍显著相关(CA 单倍型:双相障碍组 33.6%,健康对照组 16.8%, $P<0.001$);并认为线粒体 DNA 中 5178C/10398A 单倍型可能是双相障碍的危险因素。

五、总结与展望

在啮齿动物模型和人类中进行的几项研究表明并强化了双相障碍的线粒

体功能障碍假说。线粒体可能会出现形态和动力学的改变,以及新陈代谢和氧化应激的降低。线粒体作为能量代谢信息整合的中心,与胰岛素受体以及多巴胺传递等系统之间存在着复杂的相互作用,共同影响着脑内能量代谢的稳态,针对双相障碍能量代谢相关标志物的研究必然存在很大的潜力和挑战。

由于能量代谢系统和其他很多系统关系密切(如氧化还原系统、胰岛素系统等),建立一个以调节能量生产和消耗的分子与细胞网络的破坏为中心,同时包含多系统的全面的双相障碍疾病模型,在总体的理论框架中吸收研究结果并产生预测也许是一个可行的方向。

(张　晨、郭超越)

第四节　双相障碍的肠道菌群标志物

近年来,微生物组成为精神疾病快速发展相关的前沿研究方向。肠道微生物群通过脑-肠轴与中枢神经系统双向沟通,并产生可能影响宿主代谢的物质,包括丁酸等短链脂肪酸。越来越多的研究发现双相障碍患者肠道菌群组成与健康人群不同,表明肠道菌群标志物或许可用于双相障碍的早期识别与客观诊断。了解双相障碍中的肠道菌群可能会提供新的生物标志物和治疗方法(见图6-4-1)。

肠道菌群的组成因在疾病发病机制或恢复过程中的潜在作用而受到越来越多的关注。人体肠道菌群与宿主密切共生,本质上作为一个器官在机体中发挥作用。肠道菌群衍生的代谢物,如短链脂肪酸可作为内分泌因子,调节宿主基本生理功能的稳态,包括葡萄糖代谢、肠道屏障功能和免疫系统。肠道菌群与精神疾病相关的研究源于动物和细胞培养研究,这些研究阐明了肠道菌群影响中枢神经系统功能的机制,包括对迷走神经、神经炎症、神经递质产生和神经递质受体表达的影响。动物研究表明,控制饮食或使用抗生素可以影响大脑发育和认知,并通过脑-肠轴影响焦虑及抑郁样行为。此外,肠道微生物可以通过直接影响药物的药代动力学或间接作用于肝酶来影响对药物治疗的反应。现有的研究结果发现可供参考的肠道菌群标志物包括:双相障碍患者肠道多样性

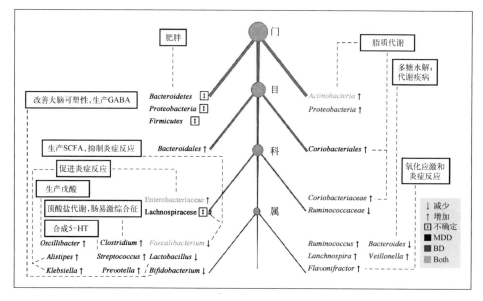

**图6-4-1 抑郁症(MDD)和双相障碍(BD)患者
肠道菌群改变的分类树和功能**

注：该分类树显示了MDD和双相障碍患者肠道菌群组成的异同点,以及特定细菌的生理功能。两者肠道中均发现 *Actinobacteria* 与 *Enterobacteriaceae* 的相对丰度增高, *Faecalibacterium* 丰度降低。此外,MDD患者紊乱的菌群主要参与5-羟色胺、GABA、戊酸和丁酸盐等的代谢,而双相障碍患者中发现差异的菌群主要与脂质代谢相关。

降低,菌 *Faecalibacterium* 和 *Ruminococcaceae* 水平较健康对照显著下降,并且 *Faecalibacterium* 水平与双相障碍抑郁发作患者病情严重程度呈负相关。双相障碍患者肠道菌 *Actinobacteria* 和 *Coriobacteria* 水平显著升高。双相障碍缓解期患者的 *Clostridiaceae* 和 *Roseburia* 水平较抑郁发作期患者升高,肠道 *Enterobacteriaceae* 水平降低。然而,亦有研究发现双相障碍患者 *Clostridiaceae* 水平较健康对照组升高。双相障碍患者血清细胞因子 IL-6、血脂、色氨酸、BMI 均发现与 *Lactobacillus* 丰度呈正相关。另有研究发现双相障碍患者 *Lactobacillus* 水平与睡眠质量, *Bifidobacterium* 丰度和皮质醇水平均呈负相关,然后两者水平在双相障碍患者与健康组比较中未显示出显著差异。对比不同发作期的双相障碍患者,躁狂发作患者 *Escherichia coli* 和 *Bifidobacterium adolescentis* 丰度较高,而抑郁发作患者 *Stercoris* 丰度较高。*Flavonifractor* 亦被证实与双相障碍相关,尤其是女性吸烟患者。此外,双相障碍抑郁发作与单相抑郁发作的患者两者与健康对照组相较发现,*Firmicutes* 和 *Actinobacteria* 水平升高,*Bacteroidetes* 水平降低。而 *Escherichia* 和 *Klebsiella* 水平升高仅存在于双相障碍患者。双相抑郁与单相抑郁相较,*Prevotellaceae* 丰度降低,*Fusobacteriaceae*、*Escherichia blattae* DSM 4481 和 *Klebsiella oxytoca* 水平升高。

经过药物治疗,双相障碍患者肠道菌群亦发生改变。使用第二代抗精神病药物的双相障碍患者肠道菌群 *Lachnospiraceae* 的丰度增加,*Akkermansia* 和 *Sutterella* 丰度降低,证实上述肠道菌群与第二代抗精神病药物的使用显著相关。与未经药物治疗的双相障碍患者相比,治疗后患者肠道 *Flavobacteria*、*Flavobacteriales*、*Porphyromonadaceae*、*Parabacteroides*、*Flavobacteriaceae* 和 *Weissella* 水平升高。无论治疗前后,双相障碍患者肠道产丁酸盐菌群较健康对照组减少,包括 *Roseburia*、*Faecalibacterium*、*Ruminococcus*、*Coprococcus* 和 *Lachnospiracea incertae_sedis* 等菌属。

综合目前的研究,双相障碍患者肠道细菌 *Actinobacteria*、*Coriobacteriales*、*Coriobacteriaceae*、*Enterobacteriaceae*、*Flavonifractor*、*Lanchnospira*、*Veillonella*、*Clostridium* 等细菌水平升高,而 *Faecalibacterium*、*Roseburia*、*Coprococcus*、*Lachnospiracea incertae_sedis*、*Ruminococcaceae* 等产丁酸盐细菌水平降低。*Actinobacteria*、*Coriobacteriales*、*Coriobacteriaceae* 与脂质代谢有关,*Enterobacteriaceae*、*Flavonifractor*、*Veillonella* 等细菌参与氧化应激与炎症反应。然而,双相障碍患者肠道菌群产短链脂肪酸菌属水平显著降低,该类细菌参与机体抗炎反应。目前研究表明,肠道微生物多样性和菌群失调可能与双相障碍的发生有关。肠道菌群丰度下降和丁酸盐的产生也会促进炎症,这可能是迄今为止尚未认识到的双相障碍病理生理学的一部分。

目前关于双相障碍肠道菌群的研究仍处于起步阶段,尚未发现双相障碍特异性肠道菌群标志物,但可以确定的是双相障碍患者肠道菌群的结构发生显著的变化。在可预见的将来,肠道菌群在双相障碍的诊断、鉴别诊断、治疗、疗效和预后评估等方面拥有巨大的应用前景。未来大样本、多中心临床研究的应用,可能为临床医生通过特征性差异菌群来辅助诊断情感障碍疾病、找出不同临床亚型提供更为准确的信息。多组学如蛋白质组学、代谢组学和宏基因组学、网络组学多组学的联合研究分析,将进一步明确肠道菌群如何影响大脑功能以及对双相障碍发病的作用途径。同时通过监测肠道菌群的结构组成和功能特征,并以此为基础建立预测模型,可以为双相障碍的疗效评估和预测提供客观、可靠的参考依据,优化临床用药方案。在治疗领域,或许能够根据疾病的肠道菌群特征来进一步研制益生菌合剂,践行个体化治疗以及精准医疗理念,同时对于肠道菌群失衡的双相障碍患者来说,粪菌移植或许也是未来一种全新的治疗方式。

(胡少华、张佩芬、黄婷婷)

-------------------------------- **参考文献** --------------------------------

[1] Wadhwa R, Gupta R, Maurya P K. Oxidative stress and accelerated aging in neurodegenerative and neuropsychiatric disorder[J]. Curr Pharm Des, 2018, 24(40): 4711 – 4725.

[2] Moraes J B, Maes M, Roomruangwong C, et al. In major affective disorders, early life trauma predict increased nitro-oxidative stress, lipid peroxidation and protein oxidation and recurrence of major affective disorders, suicidal behaviors and a lowered quality of life[J]. Metab Brain Dis, 2018, 33(4): 1081 – 1096.

[3] Queissner R, Pilz R, Dalkner N, et al. The relationship between inflammatory state and quantity of affective episodes in bipolar disorder[J]. Psychoneuroendocrinology, 2018, 90: 61 – 67.

[4] Tsai M C, Huang T L. Thiobarbituric acid reactive substances (TBARS) is a state biomarker of oxidative stress in bipolar patients in a manic phase[J]. J Affect Disord, 2015, 173: 22 – 26.

[5] Bai Y M, Su T P, Tsai S J, et al. Comparison of inflammatory cytokine levels among type I/type II and manic/hypomanic/euthymic/depressive states of bipolar disorder [J]. J Affect Disord, 2014, 166: 187 – 192.

[6] Munkholm K, Jacoby A S, Lenskjold T, et al. Leukocytes in peripheral blood in patients with bipolar disorder-Trait and state alterations and association with levels of cytokines and C-reactive protein[J]. Psychiatry Res, 2018, 261: 383 – 390.

[7] Sowa-Kućma M, Styczeń K, Siwek M, et al. Are there differences in lipid peroxidation and immune biomarkers between major depression and bipolar disorder: Effects of melancholia, atypical depression, severity of illness, episode number, suicidal ideation and prior suicide attempts [J]. Prog Neuropsychopharmacol Biol Psychiatry, 2018, 81: 372 – 383.

［8］ Isgren A, Sellgren C, Ekman C J, et al. Markers of neuroinflammation and neuronal injury in bipolar disorder: Relation to prospective clinical outcomes［J］. Brain Behav Immun, 2017, 65: 195 - 201.

［9］ Johansson V, Jakobsson J, Fortgang R G, et al. Cerebrospinal fluid microglia and neurodegenerative markers in twins concordant and discordant for psychotic disorders ［J］. Eur Arch Psychiatry Clin Neurosci, 2017, 267(5): 391 - 402.

［10］ Fernandes B S, Molendijk M L, Köhler C A, et al. Peripheral brain-derived neurotrophic factor (BDNF) as a biomarker in bipolar disorder: a meta-analysis of 52 studies［J］. BMC Med, 2015, 13: 289.

［11］ Smaragdi A, Chavez S, Lobaugh N J, et al. Differential levels of prefrontal cortex glutamate+glutamine in adults with antisocial personality disorder and bipolar disorder: a proton magnetic resonance spectroscopy study［J］. Prog Neuropsychopharmacol Biol Psychiatry, 2019, 93: 250 - 255.

［12］ Soeiro-De-Souza M G, Henning A, Machado-Vieira R, et al. Anterior cingulate Glutamate-Glutamine cycle metabolites are altered in euthymic bipolar I disorder［J］. Eur Neuropsychopharmacol, 2015, 25(12): 2221 - 2229.

［13］ Caetano S C, Olvera R L, Hatch J P, et al. Lower N-acetyl-aspartate levels in prefrontal cortices in pediatric bipolar disorder: a ^{1}H magnetic resonance spectroscopy study［J］. J Am Acad Child Adolesc Psychiatry, 2011, 50(1): 85 - 94.

［14］ Haarman B C, Burger H, Doorduin J, et al. Volume, metabolites and neuroinflammation of the hippocampus in bipolar disorder-a combined magnetic resonance imaging and positron emission tomography study［J］. Brain Behav Immun, 2016, 56: 21 - 33.

［15］ Li H, Xu H, Zhang Y, et al. Differential neurometabolite alterations in brains of medication-free individuals with bipolar disorder and those with unipolar depression: a two-dimensional proton magnetic resonance spectroscopy study［J］. Bipolar Disord, 2016, 18(7): 583 - 590.

［16］ Erhardt S, Schwieler L, Imbeault S, et al. The kynurenine pathway in schizophrenia and bipolar disorder［J］. Neuropharmacology, 2017, 112(Pt B): 297 - 306.

［17］ Chen J J, Zhou C J, Liu Z, et al. Divergent urinary metabolic phenotypes between major depressive disorder and bipolar disorder identified by a combined GC - MS and NMR spectroscopic metabonomic approach［J］. J Proteome Res, 2015, 14(8): 3382 - 3389.

［18］ Mcnamara R K, Welge J A. Meta-analysis of erythrocyte polyunsaturated fatty acid biostatus in bipolar disorder［J］. Bipolar Disord, 2016, 18(3): 300 - 306.

［19］ Koga N, Ogura J, Yoshida F, et al. Altered polyunsaturated fatty acid levels in relation to proinflammatory cytokines, fatty acid desaturase genotype, and diet in bipolar disorder[J]. Transl Psychiatry, 2019, 9(1): 208.

[20] Versace A, Andreazza A C, Young L T, et al. Elevated serum measures of lipid peroxidation and abnormal prefrontal white matter in euthymic bipolar adults: toward peripheral biomarkers of bipolar disorder[J]. Mol Psychiatry, 2014, 19(2): 200-208.

[21] Lewandowski K E, Du F, Fan X, et al. Role of glia in prefrontal white matter abnormalities in first episode psychosis or mania detected by diffusion tensor spectroscopy[J]. Schizophr Res, 2019, 209: 64-71.

[22] Cao B, Stanley J A, Passos I C, et al. Elevated Choline-Containing Compound Levels in Rapid Cycling Bipolar Disorder[J]. Neuropsychopharmacology, 2017, 42(11): 2252-2258.

[23] Brunkhorst-Kanaan N, Klatt-Schreiner K, Hackel J, et al. Targeted lipidomics reveal derangement of ceramides in major depression and bipolar disorder[J]. Metabolism, 2019, 95: 65-76.

[24] Soeiro-De-Souza M G, Otaduy M C G, Machado-Vieira R, et al. Lithium-associated anterior cingulate neurometabolic profile in euthymic Bipolar I disorder: a ^{1}H – MRS study[J]. J Affect Disord, 2018, 241: 192-199.

[25] Hroudová J, Fišar Z, Hansíková H, et al. Mitochondrial dysfunction in blood platelets of patients with manic episode of bipolar disorder[J]. CNS Neurol Disord Drug Targets, 2019, 18(3): 222-231.

[26] Frey B N, Stanley J A, Nery F G, et al. Abnormal cellular energy and phospholipid metabolism in the left dorsolateral prefrontal cortex of medication-free individuals with bipolar disorder: an in vivo ^{1}H MRS study[J]. Bipolar Disord, 2007, 9 Suppl 1: 119-127.

[27] Du F, Yuksel C, Chouinard V A, et al. Abnormalities in high-energy phosphate metabolism in first-episode bipolar disorder measured using ^{31}P-magnetic resonance spectroscopy[J]. Biol Psychiatry, 2018, 84(11): 797-802.

[28] Nery F G, Weber W A, Blom T J, et al. Longitudinal proton spectroscopy study of the prefrontal cortex in youth at risk for bipolar disorder before and after their first mood episode[J]. Bipolar Disord, 2019, 21(4): 330-341.

[29] Yuksel C, Du F, Ravichandran C, et al. Abnormal high-energy phosphate molecule metabolism during regional brain activation in patients with bipolar disorder[J]. Mol Psychiatry, 2015, 20(9): 1079-1084.

[30] Jeong H, Dimick M K, Sultan A, et al. Peripheral biomarkers of mitochondrial dysfunction in adolescents with bipolar disorder[J]. J Psychiatr Res, 2020, 123: 187-193.

[31] Scaini G, Andrews T, Lima C N C, et al. Mitochondrial dysfunction as a critical event

in the pathophysiology of bipolar disorder[J]. Mitochondrion, 2021, 57: 23 - 36.

[32] Houghton M J, Kerimi A, Mouly V, et al. Gut microbiome catabolites as novel modulators of muscle cell glucose metabolism[J]. Faseb j, 2019, 33(2): 1887 - 1898.

[33] Honda K, Littman D R. The microbiota in adaptive immune homeostasis and disease [J]. Nature, 2016, 535(7610): 75 - 84.

[34] Aldars-García L, Marin A C, Chaparro M, et al. The interplay between immune system and microbiota in inflammatory bowel dsease: a narrative review[J]. Int J Mol Sci, 2021, 22(6): 3076.

[35] Hu S, Li A, Huang T, et al. Gut microbiota changes in patients with bipolar depression [J]. Adv Sci (Weinh): 2019, 6(14): 1900752.

[36] Mcintyre R S, Subramaniapillai M, Shekotikhina M, et al. Characterizing the gut microbiota in adults with bipolar disorder: a pilot study[J]. Nutr Neurosci, 2021, 24(3): 173 - 180.

[37] Painold A, Mörkl S, Kashofer K, et al. A step ahead: Exploring the gut microbiota in inpatients with bipolar disorder during a depressive episode[J]. Bipolar Disord, 2019, 21(1): 40 - 49.

[38] Aizawa E, Tsuji H, Asahara T, et al. Bifidobacterium and Lactobacillus Counts in the Gut Microbiota of Patients With Bipolar Disorder and Healthy Controls[J]. Front Psychiatry, 2018, 9: 730.

[39] Coello K, Hansen T H, Sørensen N, et al. Gut microbiota composition in patients with newly diagnosed bipolar disorder and their unaffected first-degree relatives[J]. Brain Behav Immun, 2019, 75: 112 - 118.

[40] Rong H, Xie X H, Zhao J, et al. Similarly in depression, nuances of gut microbiota: Evidences from a shotgun metagenomics sequencing study on major depressive disorder versus bipolar disorder with current major depressive episode patients[J]. J Psychiatr Res, 2019, 113: 90 - 99.

[41] Flowers S A, Evans S J, Ward K M, et al. Interaction between atypical antipsychotics and the gut microbiome in a bipolar disease cohort [J]. Pharmacotherapy, 2017, 37(3): 261 - 267.

第七章

双相障碍的脑影像学标志物

随着神经影像学技术的发展及其在精神病学领域的应用发展,脑成像模式也呈现多样化,如结构磁共振成像、弥散张量成像、功能性磁共振成像、单光子计算机断层扫描、正电子计算机断层扫描、磁共振波谱、脑电图、近红外光成像技术及脑磁图等,其除了能够检测脑结构、脑功能,还可以检测大脑皮质的局部血流的改变、脑的能量代谢、神经生化指标以及化合物的浓度等。本章基于神经影像学研究,阐述双相障碍可能的脑影像标志物,以推进双相障碍病因机制的探索和精准医学的发展。

第一节　双相障碍的异常脑区

结构磁共振成像(structural magnetic resonance imaging,sMRI)可对脑皮质表面积、体积、厚度及其折叠程度等进行分析。弥散张量成像(diffusion tensor imaging,DTI)通过采集各个方向上水分子的扩散情况,准确显示脑白质水分子的各向异性扩散(anisotropic diffusion),来观察和追踪脑白质纤维束。功能性磁共振成像(functional magnetic resonance imaging,fMRI)是依赖于神经活动和局部脑血流及其中血红蛋白变化之间关系的非侵入性脑成像技术。近红外光成像技术(near-infrared spectroscopy,NIRS)则利用近红外光通过大脑皮质时可被血液中的血红蛋白吸收的特点,检测大脑皮质局部血流改变的光学成像技术。磁共振波谱(MRS)是利用磁共振现象和化学位移作用来检测大脑的能量代谢、神经生化改变以及化合物的浓度等。这些技术手段推进了双相障碍脑结构与脑功能的神经影像学研究。

一、结构脑影像研究

神经影像学研究提示,脑结构异常可能是双相障碍潜在的神经生物学基础。一项针对双相障碍患者皮质厚度的荟萃分析汇总了 17 项相关脑影像学研究,共纳入 645 例双相障碍患者和 888 例健康对照者,结果显示双相障碍患者左侧前扣带回、扣带旁回、左侧颞上回及双侧前额叶皮质厚度降低。此外,全球最大的 ENIGMA 双相障碍工作联盟的研究进一步佐证了双相障碍患者可能存在广泛的脑解剖结构受损。例如,ENIGMA 对 1 837 例双相障碍患者和 2 582 例健康对照者的结构影像分析,发现患者在额叶、颞叶及顶叶等脑区的皮质厚度降低,而且病程越长,额叶、顶叶内侧及枕叶皮质厚度下降越明显。ENIGMA 的另一项对双相障碍患者脑皮质下结构的影像分析,纳入 1 710 例双相障碍患者和 2 594 例健康对照者,发现患者的海马和丘脑体积降低,而侧脑室体积增加。

此外,一项采用 DTI 全脑纤维束追踪的研究,纳入 118 例双相障碍患者和

86 例健康对照者,发现患者在胼胝体体部和压部、左侧扣带回、左侧弓状束前部的各项异性分数(fractional anisotropy,FA)值显著降低。另一项对 536 例双相障碍患者和 489 例健康对照者的分析,亦发现患者胼胝体膝部的 FA 值异常。胼胝体膝部的神经纤维参与两侧大脑半球前额叶皮质情绪调控通路,而左侧扣带回的神经纤维传导通路参与认知处理。上述研究提示双相障碍患者脑解剖结构可能广泛受损,尤其涉及认知及情绪调控相关的神经解剖通路。

需要重视的是,不同疾病特征的双相障碍患者,其脑结构亦可能存在一定的差异。例如:一项对 I 型双相障碍患者为期 6 年的随访研究,发现随访期间出现躁狂发作患者的背外侧前额叶皮质和下额叶皮质体积减小。该研究提示,前额叶皮质体积的降低可能与躁狂发作相关。另有学者发现,I 型和 II 型双相障碍患者的颞叶、内侧前额叶的皮质体积及厚度存在差异,但后续类似研究由于样本量、分析方法及分析指标等不同,该研究结果未被验证。

双相障碍患者脑结构特征也与用药史(例如锂盐、抗抑郁药及抗精神病药等)及症状演变情况相关,由于患者临床表现复杂,且具有不同病程特征、不同的临床亚型(I 型或 II 型)、疾病发作位相(躁狂发作、抑郁发作或情绪稳定期)等因素的影响,现有研究结果不尽一致,将来需要更多大样本量的结构脑影像学研究才能明确双相障碍相对特异的影像学标志。

二、功能脑影像研究

大量静息态 fMRI 研究发现,双相障碍患者脑功能活动的异常主要涉及前额叶皮质、纹状体、杏仁核、前扣带回皮质及海马等情绪及认知相关的脑区。此外,多项任务态 fMRI 研究亦佐证,双相障碍患者在涉及情绪活动或认知处理相关任务时,相关脑区活动异常。有研究发现,双相障碍抑郁发作患者其悲伤图片识别受损与前扣带回喙部的异常活动相关。缓解期的双相障碍患者在面对悲伤面孔任务时,其脑区纹状体活动减弱,且纹状体-腹外侧前额叶皮质间的功能连接失衡。双相障碍躁狂发作时,其边缘系统对情感刺激,尤其是情绪面孔的反应增强。然而,鉴于患者配合度欠佳影响脑扫描质量等因素,双相障碍躁狂发作患者的任务态 fMRI 研究仍较少,研究结论需要谨慎解读。

任务态 fMRI 研究多通过认知处理相关的实验范式,来探究双相障碍患者认知相关脑区功能活动的特征。例如：有研究发现，双相障碍抑郁发作患者在处理伦敦塔的视空间任务时，其额叶-纹状体活动增高，提示双相障碍患者可能需要启动更多的脑功能活动，以代偿性维持相对正常的任务表现。双相障碍抑郁发作患者在处理自传体记忆任务时，其腹外侧前额叶皮质、纹状体、后扣带回、岛叶前部及海马旁回等脑区的活动增强。在涉及奖赏活动时，双相障碍抑郁发作患者的伏隔核、尾状核、丘脑、岛叶及前额叶皮质等脑区的活动降低，提示大脑奖赏通路异常可能是其愉快感缺失等症状的内在机制。

双相障碍的 MRS 研究发现，患者大脑内存在线粒体功能异常、能量代谢失衡以及生化递质异常等。一项对双相障碍患者前扣带回皮质的^1H-MRS 荟萃分析发现，其前扣带回皮质部位的谷胱甘肽水平增高。然而，γ-氨基丁酸(GABA)神经递质系统在双相障碍疾病机制及药物治疗中的作用仍存在一定争议。有研究发现，双相障碍患者前扣带回皮质及顶-枕叶皮质 GABA/肌酸的比值升高，提示双相障碍 GABA 系统的失衡。但是一项荟萃分析显示，双相障碍患者脑内 GABA 水平未见改变。该类研究结果存在着差异，可能与选取的感兴趣脑区不同、测量指标不同或患者临床特征不一致等有关。双相障碍患者异常的氧化应激反应可能导致前扣带回皮质等脑区的功能受损，而心境稳定剂可能通过调节双相障碍患者脑内谷氨酸系统，起到稳定心境的作用。有 MRS 研究发现，双相障碍患者前扣带回皮质的乳酸水平显著增高，而经过 6 周的锂盐治疗后乳酸水平则显著改善，提示脑组织能量代谢失衡可能是锂盐治疗的重要机制。亦有研究提示，锂盐等心境稳定剂的治疗机制可能与乙酰天冬氨酸、肌醇及胆碱等有关。

(彭代辉)

第二节　双相障碍的脑网络

随着图论及连接组学等脑影像分析方法的广泛应用，越来越多的研究利用 sMRI 和 DTI 数据构建结构脑网络，用 fMRI 数据构建功能脑网络，从脑网络水平来探究双相障碍患者的脑结构和功能。有研究发现，双相障碍患者发病机制可能是多个大尺度脑网络之间的失衡，而不仅仅是单独特定脑区的结构和功能受损。例如,有研究发现双相障碍患者的默认网络(default mode network, DMN)和边缘系统存在着功能失衡,双相障碍患者的颞顶叶区域和皮质纹状体通路受损。一项针对8种主要精神疾病(包括双相障碍、抑郁症、精神分裂症等)的大尺度神经认知网络荟萃分析纳入8 298例精神障碍患者和8 165例健康对照者,发现精神疾病患者普遍存在神经认知网络间的功能失衡,即默认网络-腹侧突显网络以及突显网络-额顶叶网络间功能连接减弱,而默认网络-额顶叶网络以及默认网络-背侧突显网络间的功能连接增强。因此,有学者认为双相障碍也可能是一种脑网络失衡的疾病,主要涉及额顶叶网络、默认网络、背侧注意网络、腹侧注意网络(亦突显网络)及边缘系统等。

一、结构脑网络特征

与其他精神疾病相比(例如抑郁症和精神分裂症等),双相障碍可能具有其相对特异性的结构脑网络特征。例如:脑白质连接网络的特征研究发现,双相障碍患者在前额叶、颞叶、前扣带回皮质的各向异性下降,而在胼胝体膝部的各向异性则升高,在眶额叶和前额叶平均扩散率升高。利用纤维示踪成像技术,有学者发现双相障碍患者白质纤维束连接失调主要在扣带回-杏仁核-海马连接和勾状束、前丘脑放射冠等脑区。此外有研究发现,双相障碍患者动机与情感相关脑区的白质纤维束受损,主要表现为背侧前额叶-边缘脑区的连通性降低,前额叶-皮质下脑结构的纤维束完整性降低。另有研究发现,双相障碍患者的皮质脊髓束、胼胝体膝部与后扣带回的白质纤维束各向异性下降,这与双相障碍认知情感调节受损相关,亦是双相障碍区别于抑郁症的结构脑网络特征。双相障碍和精神分裂症的对照研究发现,两组疾病均具有额叶白质连通性的改变,而大脑半球间及边缘叶连接的改变则为双相障碍所特有。此外,有学者针对双相障碍结构网络拓扑属性研究发现,双相障碍患者的大脑半球结构网络存在拓扑不对称性,右侧顶叶区和左侧枕叶区聚类系数低于健康受试者,其中双相障碍Ⅰ型患者全局效能降低,可能与半球间连接的中断有关,而儿童双相障碍患者的网络枢纽更少、模块间交流更弱,从而导致跨脑区的整合信息处理能力下降。另有研究发现,双相障碍和精神分裂症患者的慢性化阶段,均会发生脑结构网络的小世界属性和连接强度下降,这可能与增加的平均路径长度有关。

二、功能脑网络特征

人类的精神活动需要基于脑区间功能活动的实时协调与整合。脑功能活动随时间变化表现出一定的波动性,利于大脑间信息的快速整合及传递,进而实现内外源信号刺激和行为反应之间实时迅捷的调控。脑功能网络是基于脑结构网络的不同脑节点所记录的神经活动信号之间的动态协调性,其主要测量指标包括功能连接(functional connectivity)和效应连接(effective connectivity)。静息态功能连接是指空间距离上的脑节点及其神经活动血氧水平依赖成像(blood-oxygen-level-dependent imaging,BOLD)信号在时间上关联性或统计依赖的关系,间接反映大脑内部复杂神经活动的实时变化特征。动态功能连接反映不同脑节点之间连接强度的实时变化,同时亦能观察到脑节点自发重复出现的功能连接模式。

一项纳入1 047例双相障碍患者和1 081例健康对照者的静息态脑网络的荟萃分析发现,急性期双相障碍患者的情感网络和默认网络的功能连接降低,而缓解期患者的默认网络功能连接则升高。此外,有学者聚焦于双相障碍患者冗思反应受损的脑机制,研究发现当患者处于内在注意时,自省相关的脑区异常激活(例如内侧前额叶、后扣带回等脑区);当患者从内在注意转换到外在注意时,海马旁回相关脑区处于激活状态;当内在注意重复时(尤其是评估负性词语时),冗思特质与后扣带回皮质、前扣带回皮质、双侧前岛叶等脑区密切相关。该研究表明,双相障碍患者与冗思相关的脑网络过度激活,从而导致内在注意转移功能受损。

另外,越来越多的研究聚焦于双相障碍患者的动态功能脑网络特征。众多学者认为,双相障碍患者的脑功能网络可能存在高级认知网络和低级感知网络间的动态转换失衡,进而影响着其认知和情绪处理加工过程。此外,亦有学者研究发现,相较于传统的静态脑特征,动态脑网络特征能更加敏感地预测双相障碍患者的自杀风险,可能更加敏感地识别出双相障碍的脑活动变化。

三、双相障碍不同发作状态的脑网络特征

针对双相障碍患者抑郁和躁狂交替发作这一临床特征,有研究发现双相障

碍患者抑郁发作时,其默认网络/感觉运动网络在静息态血氧水平依赖(BOLD)信号的低频段 Slow5 比率增高,提示默认网络的频段增高,而感觉运动网络的频段降低,从而表现冗思、躯体症状及精神运动迟滞等症状;双相障碍患者躁狂发作时,默认网络/感觉运动网络 Slow5 比率则降低,表现出思维奔逸、精神运动激越等症状。该研究提示,双相障碍患者抑郁状态与躁狂状态之间的交替发作可能与默认网络-感觉运动网络间的波动模式密切相关。另一项针对双相障碍患者轻躁狂发作与抑郁发作的研究发现,抑郁症状与眶额叶皮质网络失衡有关,而轻躁狂症状与"小世界网络"拓扑特征受损有关,提示轻躁狂发作与抑郁发作之间亦可能存在不同的脑网络机制。

此外,有学者针对双相障碍缓解相和双相障碍抑郁发作时的脑网络差异研究,发现两者在默认网络和感觉运动网络之间的动态功能连接有所不同,其中抑郁障碍发作患者倾向于在默认网络-感觉运动网络间存在动态功能连接的异常,而缓解期双相障碍患者则倾向于前额叶-纹状体-丘脑环路的失衡。

另一项采用数据驱动的分析方法发现,全脑功能连接模式可区分双相障碍的发作状态:相较于缓解状态和健康对照,背侧注意网络的颞叶、枕叶及额叶脑节点的功能连接与双相障碍躁狂发作密切相关;在默认网络中,背侧前额叶脑节点与其余脑网络节点间的功能连接可区分疾病发作状态。然而,目前针对疾病不同发作阶段(如抑郁发作、躁狂/轻躁狂发作、缓解期等)的双相障碍患者的研究相对较少,其脑网络机制仍不清楚,仍待进一步阐明。

(彭代辉)

第三节 双相障碍的脑电生理标志物

脑电图(electroencephalogram,EEG)是指从人体头颅表面采集并加以放大而获得的大脑神经细胞生物电位变化,是可以在一定时间维度上反映脑生物电综合变化信号的二维曲线图形。EEG 主要反映了大脑神经元树突兴奋性突触后电位和抑制性突触后电位交替活动的动态综合电位变化。

脑电图的基本指标有频率、波幅、相位和节律。EEG 频率变动范围多为 1~

30次/s,常被划分为四种基本类型:δ(频率为0.5~3 Hz)、θ(频率为4~7 Hz)、α(频率为8~13 Hz)、β(频率为14~30 Hz)。除此之外,在个体觉醒并专注于某一事物时,常可见一种频率较β波更高的γ波,其频率一般为30~80 Hz,波幅范围不定;而在睡眠时还可出现另一些波形较为特殊的脑电波,如驼峰波、σ波、λ波、κ-复合波、μ波等。基于EEG的频率特征,常简单地分为:慢波(δ和θ)、α波和快波(β和γ);EEG波幅是指波谷至波峰的电位差值,如α波的波幅范围通常在30~80 μV。EEG的频率和波幅在一定程度上反映了个体生理、心理及病理等状态下的神经冲动发放的性质和强度。EEG相位代表了脑电波的极性及其时间与波幅的相对关系,可以提供不同部位脑电波之间的相关性信息。EEG节律是脑电波中式样相同、周期一致、重复出现的神经元电活动。

事件相关电位(event-related potential,ERP)是隐藏在EEG中的细微信号,反映了与特定的感觉、运动或认知相关的神经活动。EEG反映的是大脑综合电活动特征,对于探讨认知过程特异性的脑电生理变化存在局限性,检测特定感觉、运动或认知任务态下大脑活动如何改变,需要从全体EEG信号中提取出相应认知活动所诱发的脑电信号。ERP不仅可由外界感觉刺激诱发,也可由自上而下的心理因素引起,因此它与心理事件密切相关。相较阐明产生电活动的大脑结构,ERP更适合探讨关于感觉加工及心理认知的时间进程问题,这也为研究大脑认知过程提供了新的方法和途径。目前一般认为,ERP源于皮质锥体细胞的突触后电位:当神经递质与受体结合时离子跨膜转运产生的电位变化。不同的ERP分别反映认知过程的不同方面。ERP成分的命名有多种方式,目前尚不统一。① 可按潜伏期命名:正波命名为P,负波命名为N,然后标出潜伏期,如P300、N400 等;② 按照功能意义命名:例如失匹配负波(mismatch negativity,MMN);③ 按出现的顺序命名:如P1、N1、P2、N2、P3a、P3b 等。需要注意的是,不同的感官输入模态,一个给定的名称可能是完全不同的成分,如视觉的P1和听觉P1;而对于晚期ERP成分,这些成分的名称通常指相同的大脑活动。

诱发电位(evoked potentials,EP)是指给予神经系统(从感受器到大脑皮质)特定的刺激,或使大脑对刺激(正性或负性)的信息进行加工,在该系统和脑的相应部位产生可以检出的、与刺激有相对固定时间间隔(锁时关系)和特定位相的生物电反应。不同感官的诱发电位是不同的,刺激特性的差异也反映在诱发电位的波形结构上。EP通常包含几个成分波,从刺激开始到波峰或者波谷的时间是该成分的潜伏期,根据电位偏转极性的正负分别标记为 P 和 N。按照正向波和负向波出现的先后次序分别标记为 P1、N1、P2 和 N2 等,或者直接加上潜伏期标识为 P50、N100、P200、N270 和 P300。

ERP 实质上就是指来源于内源性的与认知功能有关的诱发电位。而来源于外源性刺激相关电位按照刺激类型和模式可分为听觉诱发电位(auditory evoked potentials,AEP)、视觉诱发电位(visual evoked potential,VEP)和体感诱发电位(somatosensory evoked potential,SEP)等。

一、脑电信号特征

相对于磁共振等脑影像技术,EEG 具有更优的时间分辨率,可达到毫秒级水平,可实现实时、动态检测双相障碍患者在不同内外部状态下的脑功能快速改变。虽然 EEG 本身空间分辨率相对较低,但是可以通过溯源分析方法确定其在脑内的神经信号源,并将这些信号源的空间位置信息与脑结构成像结合起来,称为脑电信号的脑功能显像技术,这样既保留脑电信号的时间分辨率优势,又具备较好的空间分辨率,有助于从脑区水平或大尺度脑网络水平实时探测双相障碍的神经病理变化。基于此,应用 EEG 技术既可以实时测量双相障碍患者不同频段脑区水平或全脑水平的脑电激活变化,也可以动态检测大尺度脑网络内外的功能连接改变,这对探索双相障碍的神经病理生理机制具有重要的意义。

目前的大多数研究均已证实,相对于健康被试,双相障碍存在显著的 EEG 改变,如 θ 频段及 β 频段功率显著增高,而 α 频段功率显著下降;α 频段额中回-中央顶叶功能连接下降等。下文将详细介绍目前已发现的双相障碍患者的 EEG 改变特征。

1. 疾病特异性的脑电信号改变

不同精神病理状态 EEG 特征的比较研究发现了部分双相障碍疾病特异性的脑电改变模式。如双相障碍和精神分裂症均被报道存在 δ 波同步活动增强及 α 波段的去同步化,这可能与丘脑-皮质连接功能障碍有关,提示双相障碍和精神分裂症均存在意识清晰水平下降,但两者 δ/α 频段脑电异常活动模式也存在疾病特异性的差异,如精神分裂症患者在闭眼静息态下的 δ/α 频率激活增强,而双相障碍右侧半球的 δ/α 频率未出现类似的激活;视觉持续操作任务态

下双相障碍全脑的 δ/α 频率激活均增强,而精神分裂症未出现类似的改变。总之,检测双相障碍患者特异性 δ/α 频率活动异常模式有助于为双相障碍提供客观的神经生理生物标志。

2. 疾病状态相关性的脑电信号改变

在双相障碍躁狂和抑郁发作两种不同的疾病状态下,多个脑区常表现出相反的神经元电活动模式,且与患者不同维度的临床特征存在关联,这种状态性的 EEG 特征可以作为潜在的生物学标志,辅助指导双相障碍患者病情严重程度的临床评估。

抑郁发作期的双相障碍患者存在静息态 EEG 微状态时间特征的改变。有学者通过测试静息态 EEG 微状态时间特征,探索是否存在与双相障碍患者抑郁症状严重程度相关的大尺度脑网络动态活动变化,该研究对所有患者的脑电图微观状态进行分析,获得了六类微状态(A~F),虽然双相障碍组与健康组间没有统计学差异,但双相障碍患者抑郁症状的严重程度与微状态 A 正相关。

刺激锁定侧化潜伏电位(stimulus-locked lateralized readiness potential,S-LRP)反映了与运动准备相关的神经活动,反应锁定侧化潜伏电位(response-locked lateralized readiness potential,R-LRP)反映了运动执行相关的神经活动。采用 EEG 检测 S-LRP 和 R-LRP 发现,双相障碍躁狂急性期症状与 S-LRP 及 R-LRP 均显著相关(排除目前药物剂量及病程因素后这种相关性仍存在),这可能是双相障碍患者运动障碍的神经电生理基础。

3. 双相障碍特征性认知损害模式相关的脑电信号改变

执行功能及语言处理相关的障碍已被证实是双相障碍特征性的认知损害模式,这种认知损害在双相障碍缓解期仍持续存在,说明这种损害模式可能是双相障碍的素质标记。应用静息态 EEG(resting-state EEG)探索这种特征性认识损害表型的神经生理基础,通过比较双相障碍缓解期患者和健康对照前额叶和颞叶皮质(参与执行功能及语言处理功能的主要脑区)的皮质内激活方式改变或脑区间功能连接改变发现,相对于健康对照组,双相障碍患者颞叶皮质所有频段激活均下降,δ、θ、$\alpha2$、$\beta2$ 和 γ 频段大尺度脑网络功能连接下降,且不仅仅局限于前额叶和颞叶这两个候选脑区。这反映了双相障碍缓解期的患者仍存在颞叶皮质脑电激活下降及多个脑区间的脑电活动一致性异常,这些 EEG 异常特征可能是双相障碍患者前额叶-颞叶信息处理能力持续受损的神经病理机制。

4. 双相障碍生物节律紊乱相关的脑电信号改变特征

睡眠和社会节律紊乱既是双相障碍的主要临床特征之一,也是双相障碍重要的病理机制之一。有研究通过测量局部平均场强(local mean field power)、全局平均场强(global mean field power)和第一个经颅磁刺激诱发电位的斜率这三项反映背外侧前额叶皮质(dorsolateral prefrontal cortex,DLPFC)兴奋性脑电生理指标发现,光疗联合睡眠剥夺治疗后双相障碍患者 DLPFC 皮质兴奋性显著增强,而且治疗有效者在所有的时间点皮质兴奋性指标均高于无效者,提示 DLPFC 兴奋性脑电生理指标可能是双相障碍抑郁患者潜在的疗效标志。

5. 双相障碍共病其他精神病理状态的脑电信号改变特征

与多种精神病理状态共病,以及多种精神疾病共病同一种精神病理状态,是双相障碍临床鉴别诊断面临的主要挑战之一。对于双相障碍共病的脑电生理机制研究将有助于提高双相障碍的临床早期识别能力,但目前双相障碍共病其他精神病理状态的脑电生理机制研究还比较欠缺。

双相障碍和重性抑郁障碍(major depression disorder,MDD)共病注意缺陷多动障碍(ADHD)均比较常见。一项研究应用静息态定量脑电图(resting quantitative electroencephalography,qEEG)结合临床症状特征的研究发现,在双相障碍患者中成人 ADHD 自评量表(adult ADHD self-report scales,ASRS)的多动因子分和总分与双相障碍右侧前额叶 γ 频段能量显著相关;在 MDD 患者中,ASRS 注意障碍因子分及总分与双侧前额叶 α 频段能量显著相关。MDD 与双相障碍在额部 qEEG 与 ADHD 症状之间呈现不同的相关模式,这不仅提示 MDD 与双相障碍共病 ADHD 存在不同的神经生物学基础,也为提高两者的临床鉴别提供了潜在的客观电生理标志。

6. 基于图论指标等脑网络特征初步探索双相障碍的脑电信号改变模式

基于神经影像学的图论指标已经广泛应用于评估双相障碍等精神疾病的脑网络属性,但双相障碍神经网络脑电生理异常模式的研究尚不够系统,可指导临床实践的双相障碍神经网络脑电生理异常模式尚有待于进一步探索。

连接强度(connectivity strength,CS)是大脑网络中所有节点连接的平均值,是神经集合(neural assemblies)同步性的量化指标,反映了全脑网络的功能连接程度。基于 EEG 任务态的 CS 调控可能反映不同认知功能相关的神经集合间功能连接的重塑。一项任务态 EEG 的研究比较了双相障碍、精神分裂症患者和健康被试全频段及 θ 频段的 CS 及调控,结果发现精神分裂症患者全频段及 θ 频段的 CS 高于双相障碍和健康被试;θ 频段的 CS 调控在 SCH 和双相障碍患者均下降;而抗精神病药物、锂、苯二氮䓬类药物及抗惊厥药物未显著影响这些 CS 值,这提示 CS 值及其任务相关的调控异常可能是双相障碍等精神疾病的素质标记之一。此外,该研究还发现双相障碍患者默认网络在基线过度激活,而在任务态下调控抑制,但这一结果缺乏特异性,同样的现象在精神分裂症等其他疾病中也被发现。

7. 双相障碍患者经颅磁刺激触发的脑电信号改变特征的探索

经颅磁刺激(transcranial magnetic stimulation,TMS)特定脑区并同步记录刺激后 EEG 动态变化有助于直接探测大脑皮质特定区域的皮质功能属性,如兴奋性、抑制、振荡活动和功能连接等。

通过测量特定脑区 TMS 脉冲触发产生振荡活动的能力(可能与兴奋/抑制神经递质平衡有关)可反映丘脑皮质环路的完整性。相对于健康被试,未治疗的双相障碍抑郁患者额叶皮质前运动区 TMS 触发的 β/γ 波段振荡反应显著降低,且这种 TMS-EEG 异常模式并未随着抑郁症状改善而恢复,这表明固有频率降低可能是双相障碍丘脑皮质回路受损相关的素质性标志,而非疾病状态相关的标志。基于图论的 TMS-EEG 研究也发现,双相障碍患者除 γ 频段外,其他频段均发现半球间的不对称变化,且相较健康对照,双相障碍患者的 δ 频段振荡活动显著增强。

部分临床研究提示 DLPFC 的重复经颅磁刺激(repetitive transcranial magnetic stimulation,rTMS)治疗对双相障碍抑郁患者可能有效。这一方面与 rTMS 靶向 DLPFC 可以恢复皮质振荡的某些特性有关;另一方面,一项静息态 EEG 研究显示,对 rTMS 有效的双相障碍抑郁患者治疗前 DMN 功能显著低下,经双侧 DLPFC 的 rTMS 治疗后感觉运动网络(sensorimotor Network,SMN)功能连接显著降低,这些网络在情绪和认知过程中起着重要的作用,并由 DLPFC 调控执行控制。这一结果提示 rTMS 对双相障碍患者言语记忆和抑郁症状的改善可能是通过靶向 DLPFC 介导的。

在一项比较双相障碍和 MDD 患者经 rTMS 靶向左侧 DLPFC 治疗后静息态 EEG 改变特征的研究发现,有效的 MDD 患者在 rTMS 治疗后各振荡频段的

Higuchi 分形维度均下降,而有效的双相障碍患者在治疗初始阶段则表现出各频段的分形维度上升,且治疗终点与基线相比无显著变化。这一发现不仅对基于神经电生理特征识别不同心境障碍具有重要的意义;而且提示躁狂(双相障碍和 MDD 的核心区别)可能与皮质-边缘通路的神经生理活动异常有关,这可能影响了双相障碍抑郁患者 rTMS 的疗效,双相障碍患者对 rTMS 治疗的初始阶段反应不佳,且可能需要更长的刺激时间以获得更大的疗效。但需要注意的是,目前跨病种的 TMS 治疗前后网络 EEG 特征对比研究仍较少,因此上述 EEG 研究所发现的网络功能受损模式是否可以作为识别双相障碍与 MDD 的客观标志以及神经调控疗效预测依据尚不得而知。

二、双相障碍 ERP 的特征性改变

1. 双相障碍感觉处理 ERP 的特征改变

(1)早期感觉信息处理相关的 ERP 波成分:P1 是第一个主要的视觉 ERP 成分,通常起始于视觉刺激后 60~90 ms,于 100~130 ms 达到高峰,其最大的幅值位于侧向枕叶电极。溯源分析显示,P1 早期部分产生于 DLPFC,晚期成分产生于梭状回。N1 波是紧跟着 P1 出现的负性波,包含多个子成分。最早的 N1 子成分的峰值出现在刺激后 100~150 ms,位于前部头皮电极部位。而后部电极位置,至少有 2 个 N1 成分的峰值出现在刺激后 150~200 ms,且源分析显示该信号主要来源于顶叶皮质与外侧枕叶皮质。P1/N1 成分与早期感觉信息的处理与传入相关。在听觉感官输入模态,长潜伏期状态阶段诱发的感觉成分包括 P50(又称 P1),N100(又称 N1)和 P160(又称 P2)。

(2)双相障碍早期感觉处理相关 ERP 特征:包括双相障碍在内的多种精神疾病患者均存在视觉处理功能受损,特定神经环路的功能失调可能是造成这些缺陷的病理机制之一。此前的研究提示双相障碍患者可能存在疾病特异性的视觉处理相关 ERP 异常模式,如在一项字符试验范式诱发的视觉 P1 研究中发现 SCH 患者 P1 成分波幅出现明显降低,而双相障碍群体则出现代偿性增加。

P1 的波幅亦受到情绪感知的影响,如相对于识别负性情绪时,双相障碍患者在识别正性情绪时能诱发出更大的 P1 波幅。个体在感知情绪刺激后 150~

300 ms,枕颞区位置会出现明显负性波,即早期后部负波(early posterior negativity, EPN)。EPN 可反映视觉刺激初始编码的情绪敏感成分。已有研究发现,双相障碍患者在识别中性、喜悦和悲伤面孔任务态下,与健康对照者情绪调节相关的 EPN 存在显著差异。

双相障碍和 SCH 患者视觉轮廓整合及对周围环境刺激产生的感知体验均受损,且有研究发现 SCH 患者视觉轮廓整合受损>双相障碍患者>健康对照者。但另一项研究应用 ERP 比较了双相障碍和 SCH 患者对视觉对象的神经适应(一种神经调节的机制,神经元对重复出现的相同刺激的反应会减弱)差异,没有发现双相障碍组与 SCH 组间存在统计学差异,该研究未能证实双相障碍特异性的视觉处理相关 EPR 特征。

除视觉早期感觉信息加工出现异常,研究亦发现双相障碍患者存在听觉早期感觉信息加工异常。在一项脑磁图研究中发现,双相障碍患者和 SCH 患者均出现早期磁源性听觉 N100 的信号异常。此外,在可评估大脑对重复或冗余的感觉输入信息的反应抑制能力的研究中,通过设计听觉 paired-click 实验范式,发现双相障碍患者与健康对照组相比,早期的感觉抑制功能受损,可出现在早期听觉成分 P50、P100 等波,且这种受损在伴有精神病性症状的双相障碍患者中更严重。

(3)双相障碍的失匹配负波(MMN)异常:MMN 是在被试处于相同刺激的重复序列时,因偶然出现不匹配刺激时所观察到的一种波。通常来说,MMN 峰值出现在 160~220 ms,最大幅值出现在额叶和中央区的中线位置。目前对于 MMN 最广为接受的一种理论认为,MMN 体现了由标准刺激形成的短暂记忆痕迹与当前刺激之间的对比。溯源分析显示,MMN 至少包括颞上平面的听觉皮质与前额叶皮质 2 个信号源,分别体现了失匹配的检测过程与将注意转移至偏差刺激的过程。

目前发现,早期双相障碍与 SCH 患者均存在 MMN 异常,很多文献均支持 MMN 反映了 NMDA 受体功能,融合 ^{1}H-MRS 技术和 MMN 评估可实现在体研究 MMN 的神经生化基础。一项研究应用该方法测定了前扣带回皮质和海马谷氨酸/肌酐(Glu/Cr)的水平,以及额叶和颞叶的 MMN,并分析了 MMN 与 Glu/Cr 水平的相关性,在显著相关的脑区跟踪分析 MMN 与乙酰天冬氨酸(n-acetyleaspartate,NAA)/Cr 的相关性以确定其特异性。结果发现双相障碍患者额颞部 MMN 与海马 Glu/Cr 无相关性,但在 SCH 患者中两组指标存在相关性,提示双相障碍及 SCH 患者 MMN 损害存在不同的神经生化基础,Glu 异常可能是早期 SCH 患者的神经生化基础,但并非是早期双相障碍患者 MMN 异常的原因,其神经生化机制尚有待于进一步探索。

2. 双相障碍的认知处理相关的事件相关电位改变特征

P300 是刺激后诱发的潜伏期约 300 ms 的晚期正波,是认知处理相关 EPR 的典型特征指数,与高级认知处理密切相关,参与注意、记忆等认知成分的加工。P300 一般包含两个亚成分 P3a、P3b,P3a 更多的与任务加工过程中刺激驱动的前额注意有关,而 P3b 起源于与注意力相关的颞顶叶活动并且与随后的记忆加工有关。

在双相障碍患者的研究中,有结果发现视觉和听觉 P300 波加工均出现异常。在一项听觉异常的研究中发现,双相障碍患者在加工听觉刺激时,亦出现后期与听觉认知加工有关的 P300 下降。而在一项关于双相障碍患者 P300 事件相关电位的 Meta 分析发现,与健康对照相比,双相障碍患者在听觉模式中 P3a 和 P3b 振幅均降低,P3b 潜伏期延迟,且既往的精神病病史、诊断亚类、疾病病程等对双相障碍患者 P300 指数均无显著影响。这项荟萃分析结果不仅证实了双相障碍患者的 P300 异常,而且提示 P300 可能是双相障碍的特征性标志,而不仅仅是状态标志。但也有研究发现精神症状对双相障碍患者的情绪和神经处理有显著影响,在听觉异常任务范式下,有精神病性症状的双相障碍患者的 P3b 抑制更加明显,提示伴或不伴精神病性症状的双相障碍患者具有不同的与动机和注意力相关的神经生物学特征。

3. 双相障碍情绪处理相关的 ERP 特征

情绪处理异常与双相障碍的社会认知和功能密切相关,情绪刺激任务下的神经活动异常可能是双相障碍社会功能缺陷的机制。在情绪处理过程中,双相障碍患者存在心境状态相关的杏仁核激活增强、前额叶皮质的激活下降以及 DLPFC 和杏仁核之间的功能连接受损。到目前为止,尚无研究检测双相障碍患者情绪场景下的 EEG 动态变化特征。

晚期正相波(late positive potential,LPP)是一种由情感刺激引起的、受情绪强度调控的慢波 ERP,与刺激的动机意义有关,在刺激开始后约 400 ms 出现,定位于沿着中央和顶骨记录点。与 BOLD 信号相关性分析发现,LPP 可能起源于枕外侧、颞下、顶叶皮质、杏仁核、腹侧纹状体、伏隔核、前扣带皮质和前岛叶的广泛活动,LPP 指标反映了对情感场景内容的精细化处理。从面孔识别任务态的研究文献发现,双相障碍患者情绪面孔识别任务态下 LPP 的振幅有所下降,且振幅下降的幅度和症状严重程度显著负相关。另一项针对动机线索反应的研究报告称,双相障碍患者的线索反应模式异常,且顶叶 LPPs 显著增强。鉴于 LPP 部分是由杏仁核激活所致,这些 ERP 差异可能是由于杏仁核的情绪依赖性激活和与前额叶皮质的连接减低所致。

三、双相障碍的诱发电位特征

双相障碍的 EP 研究相对较少。有少量研究发现健康对照组的 AEP 明显高于双相障碍和 SCH 患者,提出了 AEP 可作为双相障碍生物标志物的可能性。使用 VEP 研究 II 型双相障碍型患者的突触可塑性包括长时程增强(long-term potentiation,LTP)受损。

在双相障碍疗效相关的研究方面,早期临床发现较高的 AEP 和较强的 VEP 与锂盐的良好反应有关。其他少量研究也发现 AEP 可能是锂盐疗效的预测因素。

有一些少量的 EP 研究表明,P50 抑制缺陷可能构成具有精神病特征的双相障碍患者的内表型,而基于双相障碍患者的 N100 可能是完整的这一特性,N100 可能是区分双相障碍和 SCH 的生物学指标。

四、双相障碍相关的其他脑电生理技术研究发现

1. 体动记录仪

睡眠障碍是双相障碍的常见症状之一。体动记录仪是一种客观、无创的方法,通过加速度传感器采集人体活动和静止的信息,并据此计算出入睡潜伏期、睡眠总时长、睡眠效率等相关参数,是动态监测双相障碍活动和睡眠的客观工具之一。双相障碍活动及睡眠模式的系统综述和荟萃分析发现双相障碍的躁狂相、抑郁相和缓解期均存在活动平均值降低及睡眠模式(睡眠显著增多、入睡时间延长、睡眠效率下降、觉醒时间延长)的改变。

2. 近红外光谱研究

双相障碍的近红外光谱研究(near-infrared spectroscopy, NIRS)表明,在语言流畅性任务态下双相障碍患者相对于 MDD 患者和健康被试前额叶激活下降。

3. 惊跳反射的前脉冲抑制

惊跳反射的前脉冲抑制(prepulse inhibition of startle reflex, PPI)虽然在 SCH 患者中观察到存在缺陷,且与药物疗效不佳相关,但双相障碍的 PPI 研究较少,尚未得到较一致的研究结论。

4. 水平眼球运动障碍

水平眼球运动障碍(smooth pursuit eye movement deficits)是精神病性症状的生物标志物之一,已有研究证实伴精神病性症状的双相障碍患者存在眼球运动障碍,早期和晚期预测性平滑追踪维持所需的感觉运动和认知过程损伤对伴有精神病病史的双相障碍患者来说具有相对特异性。

(姚志剑)

第四节 脑影像学标志物在双相障碍精准诊断中的应用

近十年来,双相障碍的神经影像学研究得到了快速的发展,而且已有了一些有前景、结论一致的研究发现,但目前仍缺乏可以应用于临床的早期识别双相障碍的神经影像学生物标志物或诊断工具。这主要原因包括:一方面,关于双相障碍早期生物学特征的大多数信息都来自回顾性和横断面研究,这些研究有很高的回忆偏倚风险;另一方面,样本量的局限、研究方法的不统一、数据分析方法的局限、研究指标的单一及缺少更多的不同模态的神经影像研究手段的相互验证,导致研究结果的可重复性差;再者,双相障碍的临床表型本身具有复杂性及多样性。虽然目前的神经影像学发现尚未对精神疾病分类系统产生影响,但探寻早期识别双相障碍的生物标志物是 DSM 和 ICD 诊断体系一个明确的共同目标。

当代神经生物学理论假设情绪主要产生于前额叶边缘系统(如海马和脑岛),它们与焦虑和恐惧环路(杏仁核)以及传统认知控制区域(如额下回和前扣带皮质)相互作用。相应的双相障碍模型认为,前额叶边缘神经回路的功能障碍是情绪和认知失调的基础,而情绪和认知失调是双相障碍的特征。目前双相障碍及高危人群神经影像学发现的结构、功能和效能连接改变也主要涉及参与情绪处理、认知控制和执行功能的相关脑回路:结构核磁共振成像(sMRI)研究发现,双相障碍患者及高危人群均存在前额叶边缘和皮质下结构形态学异常;功能 MRI(fMRI)研究也提示在情绪处理和调节过程中杏仁核和其他边缘结构过度激活。这些受损的环路可能是双相障碍发病风险及易感性相关的神经生物标志物。

虽然传统的多模态神经影像学研究均已经证实了双相障碍患者存在与认知和情感功能障碍相关的特异性脑区的显著异常,但是这种仅仅针对局部网络功能异常模式的探究结果存在一定的局限性,尤其是基于种子点的分析或者特定配对脑区相互作用的研究。应用基于网络的统计方法(network based statistics,NBS)可以实现多变量框架下的网络分析。NBS 是一种分析存在内在联系的子网络间连接拓扑学属性并可以减少 FWER(family-wise error rate)的技术。双相障碍的功能连接 NBS 分析发现腹内侧额下回的功能连接在情绪-突显认知控制任务态下参与度降低,该区域在双相障碍患者中的功能连接障碍涉及一系列的前额-边缘-纹状体区域,包括双侧岛叶皮质、腹外侧前额叶皮质、颞上回和壳核;结构连接 NBS 分析发现,以右侧罗兰岛盖区为中心的子网络之间的结构连接减弱,该区域包围着岛叶和额下回,并延伸至内侧颞叶。独立成分分析(independent components analysis,ICA)也可以实现多变量功能连接研究,这是基于内在功能改变模式存在相关性的区域整合到图或者静息态脑网络中的一种方法。双相障碍的 ICA 方法已经发现了多个静息态脑网络内或网络间的改变,涉及前额叶-边缘系统、默认网络、丘脑、认知-控制和躯体感觉区域。

随着基于大尺度脑网络的连接组学(主要是基于图论的方法)及计算神经科学的最新发展,越来越多的研究支持双相障碍可能是大尺度脑网络动态稳定性的丧失。更具体地说,是那些促进生理内稳态和内感受(对生理状态的感知)的大尺度脑网络稳定性的丧失。但无论是基于结构网络还是功能连接网络,图论的研究并未在双相障碍患者中发现全脑的拓扑学属性特征性改变。与SCH患者全脑水平的广泛损伤不同,双相障碍功能网络拓扑结构似乎局限于特定的功能子系统,特定区域(专注于特定区域的子网中)拓扑效应已经被观察到,相应脑区拓扑学分化和/或整合均存在异常。基于功能连接的图论研究发现:双相障碍患者脑区水平的功能连接改变体现在腹内侧额下回的聚集系数降低,默认网络(DMN)、感觉运动皮质、枕叶区、小脑、颞极、中扣带皮质和背内侧前额叶皮质则存在相反的模式,这些区域整合增加和减少同时存在;基于结构连接的图论研究发现:双相障碍患者的富人俱乐部(rich-hub)保持完整。这些结果表明,双相障碍患者的大尺度功能和结构网络的损伤较为细微,更有可能局限于边缘和前额叶区域的特定区域和子网络。双相障碍患者的全脑功能整合细微下降可能反映了半球间连接的改变以及前额叶边缘环路的受损。相对于SCH大范围的脑结构和功能紊乱不同,双相障碍患者大部分结构和功能连接的"骨干"被完整保留,这与两种疾病表型的主要差异是一致的:双相障碍发作间隙期认知和情感功能保存相对完好。这种核心骨干结构的变化差异可能是区别双相障碍和SCH的潜在标志。

计算神经科学的发展也促进了脑影像学标志物在双相障碍早期诊断中的应用。机器学习等人工智能算法极大地拓展了脑影像学特征在双相障碍精准诊断中的应用,已有多个研究成功构建了基于脑影像学特征的效度高的双相障碍诊断分类模型,这些分类模型的构建对于双相障碍临床诊疗实践具有重要的意义。但这些模型阳性预测值仍不高,其临床适用性仍需进一步的完善和验证。

总之,神经影像学的发现为早期识别双相障碍提供了新的候选诊断标志物,但是目前仍未获得鲁棒性好、特异度高的可应用于临床诊断实践的神经影像学特征,基于神经影像学特征的双相障碍精准诊断的目标仍未实现。基于多中心大样本的队列研究结果、多模态及多变量影像学特征的融合及相应神经病理机制的进一步深入探究,结合更多的生物学及行为生物学标志物如临床表型特征、特定的认知损害模式、遗传学及神经生化等分子生物标志物,借助于更科学的数据分析手段,有助于最终实现双相障碍的早期精准诊断。

(姚志剑)

-------------------------------- 参考文献 --------------------------------

[1] GBD 2017 Disease and Injury Incidence and Prevalence Collaborators. Global, regional, and national incidence, prevalence, and years lived with disability for 354 diseases and injuries for 195 countries and territories, 1990 – 2017: a systematic analysis for the Global Burden of Disease Study 2017[J]. Lancet, 2018, 392(10159): 1789 – 858.

[2] Abe C, Ekman C J, Sellgren C, et al. Manic episodes are related to changes in frontal cortex: a longitudinal neuroimaging study of bipolar disorder 1[J]. Brain, 2015, 138 (Pt 11): 3440 – 3448.

[3] Abé C, Ekman C J, Sellgren C, et al. Cortical thickness, volume and surface area in patients with bipolar disorder types I and II[J]. J Psychiatry Neurosci, 2016, 41(4): 240 – 250.

[4] Redlich R, Almeida J J, Grotegerd D, et al. Brain morphometric biomarkers distinguishing unipolar and bipolar depression. A voxel-based morphometry-pattern classification approach[J]. JAMA Psychiatry, 2014, 71(11): 1222 – 1230.

[5] Hanford L C, Nazarov A, Hall G B, et al. Cortical thickness in bipolar disorder: a systematic review[J]. Bipolar Disord, 2016, 18(1): 4 – 18.

[6] Hibar D P, Westlye L T, Doan N T, et al. Cortical abnormalities in bipolar disorder: an MRI analysis of 6503 individuals from the ENIGMA Bipolar Disorder Working Group[J]. Mol Psychiatry, 2018, 23(4): 932 – 942.

[7] Hibar D P, Westlye L T, van Erp T G, et al. Subcortical volumetric abnormalities in bipolar disorder[J]. Mol Psychiatry, 2016, 21(12): 1710 – 1716.

[8] Sarrazin S, Poupon C, Linke J, et al. A multicenter tractography study of deep white matter tracts in bipolar I disorder[J]. JAMA Psychiatry, 2014, 71(4): 388.

[9] Wise T, Radua J, Nortje G, et al. Voxel-based meta-analytical evidence of structural disconnectivity in major depression and bipolar disorder[J]. Biol Psychiatry, 2016, 79(4): 293 – 302.

[10] Giakoumatos C I, Nanda P, Mathew I T, et al. Effects of lithium on cortical thickness and hippocampal subfield volumes in psychotic bipolar disorder[J]. J Psychiatr Res, 2015, 61: 180 – 187.

[11] Martino M, Magioncalda P, Saiote C, et al. Abnormal functional-structural cingulum connectivity in mania: combined functional magnetic resonance imaging-diffusion

tensor imaging investigation in different phases of bipolar disorder[J]. Acta Psychiatr Scand, 2016, 134(4): 339 - 349.

[12] Laidi C, Houenou J. Brain functional effects of psychopharmacological treatments in bipolar disorder[J]. Eur Neuropsychopharmacol, 2016, 26(11): 1695 - 1740.

[13] Ambrosi E, Arciniegas D B, Madan A, et al. Insula and amygdala resting-state functional connectivity differentiate bipolar from unipolar depression[J]. Acta Psychiatr Scand, 2017, 136(1): 129 - 139.

[14] Rive M M, Mocking R J T, Koeter M W J, et al. State-dependent differences in emotion regulation between unmedicated bipolar disorder and major depressive disorder [J]. JAMA Psychiatry, 2015, 72(7): 687.

[15] Horacek J, Mikolas P, Tintera J, et al. Sad mood induction has an opposite effect on amygdala response to emotional stimuli in euthymic patients with bipolar disorder and healthy controls[J]. J Psychiatry Neurosci, 2015, 40(2): 134 - 142.

[16] Townsend J, Altshuler L L. Emotion processing and regulation in bipolar disorder: a review[J]. Bipolar Disord, 2012, 14(4): 326 - 339.

[17] Rive M M, Koeter M W, Veltman D J, et al. Visuospatial planning in unmedicated major depressive disorder and bipolar disorder: distinct and common neural correlates [J]. Psychol Med, 2016, 46(11): 2313 - 2328.

[18] Young K D, Bodurka J, Drevets W C. Differential neural correlates of autobiographical memory recall in bipolar and unipolar depression[J]. Bipolar Disord, 2016, 18(7): 571 - 582.

[19] Redlich R, Dohm K, Grotegerd D, et al. Reward processing in unipolar and bipolar depression: a functional MRI study[J]. Neuropsychopharmacology, 2015, 40(11): 2623 - 2631.

[20] Dogan A E, Yuksel C, Du F, et al. Brain lactate and pH in schizophrenia and bipolar disorder: a systematic review of findings from magnetic resonance studies [J]. Neuropsychopharmacology, 2018, 43(8): 1681 - 1690.

[21] Das T K, Javadzadeh A, Dey A, et al. Antioxidant defense in schizophrenia and bipolar disorder: a meta-analysis of MRS studies of anterior cingulate glutathione[J]. Prog Neuropsychopharmacol Biol Psychiatry, 2019, 91: 94 - 102.

[22] Soeiro-de-Souza M G, Pastorello B F, Leite CdC, et al. Dorsal anterior cingulate lactate and glutathione levels in euthymic bipolar I disorder: ^{1}H - MRS study[J]. Int J Neuropsychopharmacol, 2016, 19(8): pyw032.

[23] Soeiro-de-Souza M G, Otaduy M C G, Machado-Vieira R, et al. Anterior cingulate cortex glutamatergic metabolites and mood stabilizers in euthymic bipolar I disorder patients: a proton magnetic resonance spectroscopy study[J]. Biol Psychiatry Cogn

Neurosci Neuroimaging, 2018, 3(12): 985 - 991.

[24] Brady Jr R O, McCarthy J M, Prescot A P, et al. Brain gamma-aminobutyric acid (GABA) abnormalities in bipolar disorder [J]. Bipolar Disord, 2013, 15(4): 434 - 439.

[25] Schür R R, Draisma L W, Wijnen J P, et al. Brain GABA levels across psychiatric disorders: a systematic literature review and meta-analysis of ^{1}H - MRS studies[J]. Hum Brain Mapp, 2016, 37(9): 3337 - 3352.

[26] Machado-Vieira R, Zanetti M V, Otaduy M C, et al. Increased brain lactate during depressive episodes and reversal effects by lithium monotherapy in drug-naive bipolar disorder: a 3T ^{1}H - MRS study[J]. J Clin Psychopharmacol, 2017, 37(1): 40 - 45.

[27] Soeiro-de-Souza M G, Otaduy M C G, Machado-Vieira R, et al. Lithium-associated anterior cingulate neurometabolic profile in euthymic bipolar I disorder: a ^{1}H - MRS study[J]. J Affect Disord, 2018, 241: 192 - 199.

[28] Fox M D. Mapping symptoms to brain networks with the human connectome[J]. N Engl J Med, 2018, 379(23): 2237 - 2245.

[29] Darby R R, Joutsa J, Fox M D. Network localization of heterogeneous neuroimaging findings[J]. Brain, 2019, 142(1): 70 - 79.

[30] 梁夏, 王金辉, 贺永. 人脑连接组研究: 脑结构网络和脑功能网络[J]. 科学通报, 2010, 55(16): 1565 - 1583.

[31] Syan S K, Minuzzi L, Smith M, et al. Resting state functional connectivity in women with bipolar disorder during clinical remission[J]. Bipolar Disord, 2017, 19(2): 97 - 106.

[32] Stoddard J, Gotts S J, Brotman M A, et al. Aberrant intrinsic functional connectivity within and between corticostriatal and temporal-parietal networks in adults and youth with bipolar disorder[J]. Psychol Med, 2016, 46(7): 1509 - 1522.

[33] Wang Y, Zhong S, Jia Y, et al. Disrupted resting-state functional connectivity in nonmedicated bipolar disorder[J]. Radiology, 2016, 280(2): 529 - 536.

[34] Silbersweig D. Default mode subnetworks, connectivity, depression and its treatment: toward brain-based biomarker development[J]. Biol Psychiatry, 2013, 74(1): 5 - 6.

[35] Sha Z, Wager TD, Mechelli A, et al. Common dysfunction of large-scale neurocognitive networks across psychiatric disorders[J]. Biol Psychiatry, 2019, 85(5): 379 - 388.

[36] Baker J T, Dillon D G, Patrick L M, et al. Functional connectomics of affective and psychotic pathology[J]. Proc Natl Acad Sci U S A, 2019, 116(18): 9050 - 9059.

[37] Sheffield J M, Kandala S, Tamminga C A, et al. Transdiagnostic associations between functional brain network integrity and cognition[J]. JAMA Psychiatry, 2017, 74(6): 605 - 613.

［38］ Alonso-Lana S，Valentí M，Romaguera A，et al. Brain functional changes in first-degree relatives of patients with bipolar disorder：evidence for default mode network dysfunction［J］. Psychol Med，2016，46(12)：2513－2521.

［39］ Martino M，Magioncalda P，Huang Z，et al. Contrasting variability patterns in the default mode and sensorimotor networks balance in bipolar depression and mania［J］. Proc Natl Acad Sci U S A，2016，113(17)：4824－4829.

［40］ Spielberg J M，Beall E B，Hulvershorn L A，et al. Resting state brain network disturbances related to hypomania and depression in medication-free bipolar disorder［J］. Neuropsychopharmacology，2016，41(13)：3016－3024.

［41］ Yasin S，Hussain S A，Aslan S，et al. EEG based major depressive disorder and bipolar disorder detection using neural networks：a review［J］. Comput Methods Programs Biomed，2021，202：106007.

［42］ Painold A，Faber P L，Milz P，et al. Brain electrical source imaging in manic and depressive episodes of bipolar disorder［J］. Bipolar Disord，2014，16(7)：690－702.

［43］ Howells F M，Temmingh H S，Hsieh J S，et al. Electroencephalographic delta/alpha frequency activity differentiates psychotic disorders：a study of schizophrenia，bipolar disorder and methamphetamine-induced psychotic disorder［J］. Transl Psychiatry，2018，8(1)：75.

［44］ Damborská A，Tomescu M I，Honzírková E，et al. EEG resting-state large-scale brain network dynamics are related to depressive symptoms［J］. Front Psychiatry，2019，10：548.

［45］ Painold A，Faber P L，Reininghaus E Z，et al. Reduced brain electric activity and functional connectivity in bipolar euthymia：an sLORETA source localization study［J］. Clin EEG Neurosci，2019，51(3)：155－166.

［46］ Cea-Cañas B，Gomez-Pilar J，Núñez P，et al. Connectivity strength of the EEG functional network in schizophrenia and bipolar disorder［J］. Prog Neuropsychopharmacol Biol Psychiatry，2020，98：109801.

［47］ Olejarczyk E，Zuchowicz U，Wozniak-Kwasniewska A，et al. The impact of repetitive transcranial magnetic stimulation on functional connectivity in major depressive disorder and bipolar disorder evaluated by directed transfer function and indices based on graph theory［J］. Int J Neural Syst，2020，30(4)：2050015.

［48］ Pomarol-Clotet E，Moro N，Sarró S，et al. Failure of de-activation in the medial frontal cortex in mania：evidence for default mode network dysfunction in the disorder［J］. World J Biol Psychiatry，2012，13(8)：616－626.

［49］ Konstantinou G，Hui J，Ortiz A，et al. Repetitive transcranial magnetic stimulation (rTMS) in bipolar disorder：a systematic review［J］. Bipolar Disord，2022 Feb；

24(1): 10 – 26.

[50] Wada M, Kurose S, Miyazaki T, et al. The P300 event-related potential in bipolar disorder: a systematic review and meta-analysis[J]. J Affect Disord, 2019, 256: 234 – 249.

[51] Trotti R L, Parker D A, Sabatinelli D, et al. Electrophysiological correlates of emotional scene processing in bipolar disorder[J]. J Psychiatr Res, 2020, 120: 83 – 90.

[52] Pokorny V J, Lano T J, Schallmo M P, et al. Reduced influence of perceptual context in schizophrenia: behavioral and neurophysiological evidence[J]. Psychol Med, 2021, 51(5): 786 – 794.

[53] Wynn J K, Engel S A, Lee J, et al. Evidence for intact stimulus-specific neural adaptation for visual objects in schizophrenia and bipolar disorder: an ERP study[J]. PLoS One, 2019, 14(8): e0221409.

[54] Kaur M, Chitty K M, Lagopoulos J, et al. Elucidating the glutamatergic processes underlying mismatch negativity deficits in early stage bipolar disorder and schizophrenia: a combined H – MRS and EEG study[J]. J Psychiatr Res, 2019, 113: 83 – 89.

[55] Valstad M, Roelfs D, Slapø N B, et al. Evidence for reduced long-term potentiation-like visual cortical plasticity in schizophrenia and bipolar disorder[J]. Schizophr Bull, 2021, 47(6): 1751 – 1760.

[56] Park Y M, Lee S H. Clinical usefulness of loudness dependence of auditory evoked potentials (LDAEP) in patients with bipolar disorder[J]. Psychiatry Investig, 2013, 10(3): 233 – 237.

[57] De Crescenzo F, Economou A, Sharpley A L, et al. Actigraphic features of bipolar disorder: a systematic review and meta-analysis[J]. Sleep Med Rev, 2017, 33: 58 – 69.

[58] Brakemeier S, Sprenger A, Meyhöfer I, et al. Smooth pursuit eye movement deficits as a biomarker for psychotic features in bipolar disorder-Findings from the PARDIP study[J]. Bipolar Disord, 2020, 22(6): 602 – 611.

[59] Phillips M L, Kupfer D J. Bipolar disorder diagnosis: challenges and future directions [J]. Lancet, 2013, 381(9878): 1663 – 1671.

[60] Vieta E, Salagre E, Grande I, et al. Early intervention in bipolar disorder[J]. Am J Psychiatry, 2018, 175(5): 411 – 426.

[61] Perry A, Roberts G, Mitchell P B, et al. Connectomics of bipolar disorder: a critical review, and evidence for dynamic instabilities within interoceptive networks[J]. Mol Psychiatry, 2019, 24(9): 1296 – 1318.

[62] Phillips M L, Swartz H A. A critical appraisal of neuroimaging studies of bipolar disorder: toward a new conceptualization of underlying neural circuitry and a road map for future research[J]. Am J Psychiatry, 2014, 171(8): 829 – 843.

[63] Sprooten E, Brumbaugh M S, Knowles E E, et al. Reduced white matter integrity in sibling pairs discordant for bipolar disorder[J]. Am J Psychiatry, 2013, 170(11): 1317-1325.

[64] Bora E, Can G, Zorlu N, et al. Structural dysconnectivity in off spring of individuals with bipolar disorder: the effect of co-existing clinical-high-risk for bipolar disorder [J]. J Affect Disord, 2021, 281: 109-116.

[65] Gong J, Wang J, Qiu S, et al. Common and distinct patterns of intrinsic brain activity alterations in major depression and bipolar disorder: voxel-based meta-analysis[J]. Transl Psychiatry, 2020, 10(1): 353.

[66] Opel N, Goltermann J, Hermesdorf M, et al. Cross-disorder analysis of brain structural abnormalities in six major psychiatric disorders: a secondary analysis of mega- and meta-analytical findings from the ENIGMA consortium[J]. Biol Psychiatry, 2020, 88(9): 678-686.

[67] Sawalha J, Cao L, Chen J, et al. Individualized identification of first-episode bipolar disorder using machine learning and cognitive tests[J]. J Affect Disord, 2021, 282: 662-668.

[68] 陆林,李春波,黄颐,等.精神病学基础[M].北京：人民卫生出版社,2016：49-53.

[69] 俞一彪.数字信号处理理论与应用[M].3版.南京：东南大学出版社,2017：9.

[70] Spironelli C, Romeo Z, Maffei A, et al. Comparison of automatic visual attention in schizophrenia, bipolar disorder, and major depression: Evidence from P1 event-related component[J]. Psychiatry Clin Neurosci, 2019, 73(6): 331-339.

[71] Degabriele R, Lagopoulos J, Malhi G. Neural correlates of emotional face processing in bipolar disorder: an event-related potential study[J]. J Affect Disord, 2011, 133(1-2): 212-220.

[72] Lijffijt M, Moeller F G, Boutros N N, et al. Diminished P50, N100 and P200 auditory sensory gating in bipolar I disorder[J]. Psychiatry Res, 2009, 167(3): 191-201.

[73] Wang Y, Feng Y, Jia Y, et al. Auditory M50 and M100 sensory gating deficits in bipolar disorder: a MEG study[J]. J Affect Disord, 2014, 152-154: 131-138.

[74] Cheng C H, Chan P Y S, Liu C Y, et al. Auditory sensory gating in patients with bipolar disorders: a meta-analysis[J]. J Affect Disord, 2016, 203: 199-203.

[75] Fridberg D J, Hetrick W P, Brenner C A, et al. Relationships between auditory event-related potentials and mood state, medication, and comorbid psychiatric illness in patients with bipolar disorder[J]. Bipolar Disord, 2009, 11(8): 857-866.

[76] Morsel A M, Morrens M, Dhar M, et al. Systematic review of cognitive event related potentials in euthymic bipolar disorder[J]. Clin Neurophysiol, 2018, 129(9): 1854-1865.

[77] Palaniyappan L, Cousins D A. Brain networks: foundations and futures in bipolar disorder[J]. J Ment Health, 2010, 19(2): 157-167.

[78] Wessa M, Kanske P, Linke J. Bipolar disorder: a neural network perspective on a disorder of emotion and motivation[J]. Restor Neurol Neurosci, 2014, 32(1): 51-62.

[79] Han K M, De Berardis D, Fornaro M, et al. Differentiating between bipolar and unipolar depression in functional and structural MRI studies[J]. Prog Neuropsychopharmacol Biol Psychiatry, 2019, 91: 20-27.

[80] O'Donoghue S, Holleran L, Cannon D M, et al. Anatomical dysconnectivity in bipolar disorder compared with schizophrenia: A selective review of structural network analyses using diffusion MRI[J]. J Affect Disord, 2017, 209: 217-228.

[81] Wang B, Li T, Zhou M, et al. The abnormality of topological asymmetry in hemispheric brain anatomical networks in bipolar disorder[J]. Front Neurosci, 2018, 12: 618.

[82] Ota M, Noda T, Sato N, et al. Structural brain network differences in bipolar disorder using with similarity-based approach[J]. Acta Neuropsychiatr, 2021, 33(3): 121-125.

[83] Collin G, van den Heuvel M P, Abramovic L, et al. Brain network analysis reveals affected connectome structure in bipolar Ⅰ disorder[J]. Hum Brain Mapp, 2016, 37(1): 122-134.

[84] Fernandes H M, Cabral J, van Hartevelt T J, et al. Disrupted brain structural connectivity in pediatric bipolar disorder with psychosis[J]. Sci Rep, 2019, 9(1): 13638.

[85] Cea-Canas B, de Luis R, Lubeiro A, et al. Structural connectivity in schizophrenia and bipolar disorder: effects of chronicity and antipsychotic treatment[J]. Prog Neuropsychopharmacol Biol Psychiatry, 2019, 92: 369-377.

第八章

双相障碍药物治疗的
精准医学指导

　　药物治疗仍然是目前双相障碍的首要治疗方式。然而，由于该病临床表现复杂多样，即使是典型的抑郁发作或躁狂发作，也常会伴焦虑痛苦、混合特征、快速循环、精神病性特征等症状。一方面，不同临床表现的患者药物治疗反应不同。另一方面，因不同患者身体机能的差异，如性别、年龄、肝药酶基因多态性等的影响，即使具有同样临床表现的个体，因不同的药代学及药动学反应，也会导致对同一药物产生不同的疗效反应。再加上治疗过程中的药物剂量、治疗时间以及依从性等原因，大部分患者未能得到有效的治疗。而精准医学可根据患者疾病相关的内在生物学信息，从对"症"治疗逐渐转化为对"人"治疗，为患者量身设计最佳的治疗方案。

第一节　基于评估的精准治疗

一般的药物治疗指南通常是基于组间药物疗效比较分析的研究结果,如治疗有效率和组间平均量表评分变化等,为治疗决策提供参考。然而,组间比较结果推广到个体治疗上未必完全适用,尤其是对于双相障碍这类症状复杂、存在不同亚型的疾病。因此,需要针对患者特定疾病过程、病因或潜在的病理生理机制亚型进行治疗。虽然现阶段针对双相障碍患者完全基于精准治疗有一定的困难,但可结合精准的临床评估、治疗药物监测、药理遗传学等多方面的进展为患者的治疗带来更大的收益。

在双相障碍的治疗与临床管理中,精准的临床评估是重要的环节之一。基于评估的治疗(measurement-based care,MBC)通过对患者个体化的评估,明确患者的遗传、环境、临床特征;量化评估治疗疗效、药物不良反应及耐受性;以及治疗依从性,据此指导治疗决策。为建立疗效的临床相关性,临床医生应该仔细评估和量化疗效和不良反应,除了直接询问患者,尽可能多地使用评分量表,如果能采用客观生物标志物则更加精准。此外,患者对药物的态度影响其依从性,可采用药物态度量表评估服药依从性。

一、治疗药物监测的精准治疗

治疗药物监测(therapeutic drug monitoring,TDM)是指定量测定个体血浆/血清中的药物浓度,以此进行药物滴定,结合患者临床症状改善程度滴定到个体最优剂量,即总体疗效最大、耐受性最好,同时不良反应风险最低。目前,临床上许多新老抗精神病药、心境稳定剂及抗抑郁药已被证实可根据血药浓度调整用药剂量。TDM 的有效性因临床情况和所涉及的特定药物而异。对于可疑中毒药物或依从性不佳的患者,TDM 是很可靠的工具。根据经验证据,推荐使用 TDM 的四个级别从强烈推荐到潜在有用的范围。

1. 一级推荐

一级推荐是指已经建立治疗参考范围,临床对照试验显示 TDM 具有良好的疗效,并且耐受性改善或中毒减少。强烈建议进行血药浓度监测的药物包括:心境稳定剂,如锂盐(必须监测)、卡马西平、丙戊酸盐;抗精神病药物,如氨磺必利、氯氮平、奥氮平、氟奋乃静、氟哌啶醇、奋乃静和甲硫哒嗪;抗惊厥药,如苯巴比妥和苯妥英;5-羟色胺再摄取抑制剂,如西酞普兰;大多数三环类抗抑郁药及其代谢产物,如阿米替林、氯米帕明、米帕明等。

2. 二级推荐

二级推荐报告的治疗参考范围是从治疗有效剂量下的药物浓度得出的,并与临床疗效相关;当血药浓度超过治疗参考范围时,耐受性降低或不良反应增加。这类药物包括:心境稳定剂,如拉莫三嗪;抗精神病药,如阿立哌唑、氯丙嗪、氟哌噻吨、帕利哌酮、喹硫平、利培酮、舍吲哚、舒必利、齐拉西酮;抗惊厥药,如奥卡西平、去氧苯巴比妥;抗抑郁剂,如安非他酮、多虑平、度洛西汀、艾司西酞普兰、氟伏沙明、马普替林、米那普仑、米氮平、曲唑酮、文拉法辛、沃替西汀等。

3. 三级推荐

三级推荐报告的治疗参考范围是从批准剂量的药物浓度计算得出,与药物疗效相关的药物浓度尚不清楚,仅基于对 TDM 数据的回顾性分析或单个病例报告或非系统临床经验。这类药物,包括:抗精神病药物,如鲁拉西酮、佐替平、苯哌利多、依匹哌唑、卡利拉嗪、氯普噻吨、伊潘立酮、左美丙嗪、洛沙平、匹莫齐特、酰胺哌啶酮、美哌隆、珠氯噻醇等;抗抑郁剂,如去甲文拉法辛、氟西汀、米安色林、左旋米那普仑、吗氯贝胺、帕罗西汀、瑞波西汀、噻奈普汀及维拉唑酮。

4. 四级推荐

四级推荐是指由于药物独特的药理作用,血药浓度与临床疗效无关,如酶的不可逆阻滞;或者根据临床症状可以很容易地给药,例如催眠药诱导睡眠。不推荐用于剂量滴定,但对于特殊适应证或问题解决可能是有用的药物,包括抗精神病药阿塞那平及抗抑郁药阿戈美拉汀,后者因为消除速度快,在长期治疗中谷浓度不可测量。

二、基于药理遗传学的精准治疗

药理遗传学旨在发现能准确预测药物疗效及不良反应的基因靶点,药物疗效及不良反应的个体间差异主要体现在药物代谢学及动力学两个方面的结合,因此,目前药理遗传学也着重于寻找与药物代谢学及药物动力学两个方面相关联的基因靶点。目前在临床广泛使用的抗精神病药物大部分主要经过肝脏药物酶(简称"肝药酶")细胞色素 P450 (cytochromes P450,CYP)进行代谢,服用抗精神病药物后药效和个体差异的产生主要与编码这些肝药酶的基因多态性相关。根据携带肝药酶基因中能影响酶活力的基因型不同,通常可以把个体分为慢代谢者、中间代谢者、广泛代谢者和超快代谢者。一方面在血药浓度增加时,慢代谢型患者可能出现意外的药物不良反应和药物毒性反应;另一方面血药浓度低于治疗浓度时,超快代谢型患者可能出现对治疗无反应的情况。当基因多态性导致不良/超速代谢产物(药代动力学水平)时,可以根据药物剂量调整而避免在治疗参考浓度范围外的血药浓度。

患者个体的临床特征,对心境稳定剂、抗精神病药及抗抑郁药物的药理学、药物代谢、疗效和耐受性均存在个体差异,这种个体差异性强调了基于个体优化用药的精准医疗的重要性,精准的临床评估、血浆药物浓度监测、药理遗传学检测对于优化治疗方案和确保患者依从性起着重要作用。

(李名立)

第二节　双相障碍急性期治疗的精准医学指导

急性期药物治疗遵循尽快控制/缓解症状;为恢复社会功能、回归社会做准备;尽量减少药物治疗不良反应。

对于急性期的患者,首先评估患者处于抑郁发作还是躁狂发作或是伴有混合特征,以及是否存在兴奋激越或其他需紧急处理的状况。

一、躁狂发作的急性期治疗

对兴奋激越的患者,若患者配合服药,可口服心境稳定剂(如丙戊酸盐)或非典型抗精神病药物(如利培酮口崩片、阿塞那平舌下给药等),并每 2 小时对患者病情进行评估;对于口服药物治疗后兴奋激越仍持续存在的患者,可短期予以氟哌啶醇肌注,或口服苯二氮类药物。不推荐氟哌啶醇合并地西泮肌注,地西泮脂溶性高,肌肉注射后吸收不规则、不完全、吸收慢,注射部位易产生硬结。

对于谵妄型躁狂发作的患者,改良电抽搐治疗或苯二氮䓬类药物比抗精神病药及心境稳定剂更有效,可作为首选,快速控制患者的症状。

双相障碍患者躁狂发作时,若评估为继发于药物、精神活性物质、神经系统或内分泌系统疾病,及时停用抗抑郁药、酒精、咖啡因等摄入。

心境稳定剂如碳酸锂、丙戊酸盐、卡马西平,以及抗精神病药仍为躁狂发作时的主要药物选择。单药治疗约对 50% 的患者有效,包括锂盐、喹硫平、丙戊酸盐、阿塞那平、阿立哌唑、帕利哌酮、利培酮、奥氮平、卡马西平等。对于一线药单一用药治疗效果欠佳的患者,可考虑心境稳定剂合并抗精神病药治疗,如锂盐或丙戊酸盐联用一种抗精神病药如喹硫平/阿立哌唑/利培酮/阿塞那平/奥氮平。需注意的是,有研究提示,锂盐/丙戊酸钠联用帕利哌酮或齐拉西酮,疗效并未显示优于单药。在以下几种情况下,可优先考虑合并用药:患者躁狂程度重、需快速起效、既往单药治疗史仅部分有效、合并用药耐受性好。躁狂发作时,不推荐拉莫三嗪、托吡酯、加巴喷汀、别嘌呤、戊诺酰胺、唑尼沙胺等药物治疗。

研究发现,若患者为典型的躁狂发作,且呈现出躁狂-抑郁-稳定期发作模式或具有双相障碍家族史或家族成员锂盐效果好的,这类患者对锂盐效果反应较好。而临床表现不典型的双相障碍患者对非典型抗精神病药更容易产生应答。非典型的双相障碍的突出表现包括多重共病(如人格障碍)、混合状态、快速循环、与心境不协调的精神病性症状、发作之间缺乏完全缓解等。

双相障碍患者常共患其他精神疾病,需对这一情况进行评估并择优选药。伴有焦虑特征的患者,其症状更重,常常对药物不良反应更为敏感,缓解慢,常需合并用药,需提前向患方做好告知,推荐心境稳定剂(锂盐或丙戊酸盐)合并非典型抗精神药(奥氮平、喹硫平等)治疗;共病广泛性焦虑障碍或惊恐障碍的患者,可选用奥氮平;对于共病物质(如酒精)使用障碍患者,有证据表明锂盐合并丙戊酸盐或拉莫三嗪治疗具有较好的疗效,不推荐喹硫平治疗(有 3 项随机对照试验均提示单用或联用喹硫平对该类患者的效果欠佳)。双相障碍共病注意缺陷多动障碍(ADHD)是儿童双相障碍对锂盐反应不佳的最强预测因素,可选用抗精神病药物,如利培酮治疗。

对于共患糖尿病或代谢综合征,以及代谢综合征风险高的患者,如腹型肥胖(如果 BMI>30 kg/㎡,则不需要评估腹型肥胖)+以下两条标准:甘油三酯 ≥ 1.7 mmol/L,高密度脂蛋白<1.03 mmol/L(男)或<1.29 mmol/L(女),收缩压 ≥ 130 mmHg 或 舒张压 ≥ 85 mmHg,血糖 ≥ 5.6 mmol/L,需谨慎应用奥氮平。但若其他药物不能有效控制躁狂发作时,亦可应用,需加强监测、改变生活方式,并进行二级药物干预。

二、双相抑郁发作的急性期治疗

与双相躁狂发作同样,双相抑郁发作的治疗首先仍然是对症状进行精准评估。对于伴有精神病性症状的双相抑郁发作、存在严重自杀倾向、紧张症、进食不足引起的恶病质、妊娠最初 3 个月的患者,或为难治性双相抑郁患者,需要紧急治疗时,电休克治疗是一线治疗选择。电休克治疗双相抑郁起效所需要的治疗次数可能少于单相抑郁。电疗期间,注意停用抗惊厥或苯二氮䓬类等影响抽搐发作阈值的药物。

(1)评估患者抑郁发作是否继发于酒精使用、精神活性物质滥用、一般躯体疾病等,并限制患者使用尼古丁、咖啡因、精神活性物质及酒精等。

(2)评估患者是否为快速循环型或伴有混合特征。快速循环型是指在过去 12 个月中,至少有 4 次符合躁狂、轻躁狂或重性抑郁发作诊断标准的心境发作。伴有混合特征是指抑郁发作的大多数时间,至少伴有 ≥3 项:① 心境高涨、膨胀;② 自我评价高或夸大;③ 话多、言语急迫、急于表达;④ 思维奔逸或者主观感到有很多的想法;⑤ 精力充沛或者目标导向活动增多;⑥ 增加或过度参与很可能产生痛苦后果的高风险活动,如无节制的购物、轻率的性行为或鲁莽的商业投资;⑦ 睡眠需求减少。若患者本次抑郁发作为伴快速循环或伴混合特征,应避免使用抗抑郁药治疗。对于快速循环发作患者,单药治疗通常难以中断循环,抑郁发作伴混合特征也常需合并用药,如碳酸锂联合丙戊酸盐或拉莫三嗪,丙戊酸盐联合拉莫三嗪,碳酸锂/丙戊酸盐/拉莫三嗪联用喹硫平;若评估患者代谢综合征发生风险低,也可选择奥氮平联合氟西汀治疗。联用抗精神病药时,有效证据较多的为联用喹硫平或奥氮平,需注意尽管联合阿立哌唑治疗躁狂发作有较多有效的证据,但并未发现具有良好的缓解抑郁发作的疗效;另外齐拉西酮单药或联合治疗、拉莫三嗪联合叶酸或联用米非司酮同样不建议用于治疗双相抑郁。

（3）评估患者为双相障碍Ⅰ型还是Ⅱ型。若双相障碍Ⅱ型抑郁发作,可选择喹硫平、碳酸锂、拉莫三嗪、安非他酮（联合）、锂盐或丙戊酸盐联合抗抑郁药、锂盐联合丙戊酸盐、舍曲林、文拉法辛等药物;若患者无混合特征,可考虑抗抑郁剂舍曲林、文拉法辛、氟西汀等单药治疗,但需密切监测躁狂/轻躁狂迹象。不推荐帕罗西汀,已有大量的证据显示其无效。双相障碍Ⅰ型抑郁发作的药物治疗,心境稳定剂的使用至关重要。拉莫三嗪、鲁拉西酮、锂盐、喹硫平、卡利拉嗪均可作为一线单药选择,也可在单用失败后联用。

（4）评估患者是否伴有焦虑特征或共病焦虑障碍,可考虑联用丁螺环酮、加巴喷丁及苯二氮䓬类药物,另外有部分研究发现丙戊酸盐有助于改善难治性惊恐障碍。

（5）若评估患者为育龄期或妊娠期女性,则应避免使用丙戊酸盐或卡马西平,有限的证据提示有效治疗双相抑郁的第二代抗精神病药可作为首选,如鲁拉西酮或喹硫平,也可考虑使用碳酸锂或拉莫三嗪。

截至目前,仅有四种药物正式获美国食品药物监督管理局（FDA）批准用于双相抑郁发作急性期的治疗,分别为奥氟合剂（2003年）、喹硫平（2006年）、鲁拉西酮（2013年）及卡利拉嗪（2019年）。

三、复发且既往诊治过的急性期治疗

对于复发且治疗过的患者需详细了解既往治疗史,如既往服用的药物、剂量、疗效、耐受性等情况,既往治疗有效且耐受性佳的药物方案,可打破"唯循证医学论",选用该方案继续治疗。

对于既往疗效欠佳的药物,需评估是否足量、足疗程、患者依从性等,本次治疗时酌情选择,优化剂量或延长治疗时间（监测血药浓度达到有效剂量）。

四、难治性双相障碍急性期治疗

国际神经精神药理学会对难治性双相障碍的治疗,对经碳酸锂、丙戊酸盐、卡马西平治疗无反应的难治性躁狂发作患者,推荐联用阿立哌唑(30 mg)、阿塞那平(20 mg)、喹硫平(800 mg);仍无效者可用碳酸锂、丙戊酸盐或卡马西平联用氟哌啶醇(12 mg)、奥氮平(40 mg)或苯妥英钠(400 mg)。若仍无效,部分研究提示可联用氯氮平(550 mg)、别嘌呤醇(600 mg)、叶酸(3 mg)、左乙拉西坦(2 000~3 000 mg)、左旋甲状腺素(直到 fT4 高于正常上限)、奥卡西平(1 200 mg)、普瑞巴林(75~150 mg)或卡马西平(1 200 mg)以及电疗。对难治性躁狂发作,部分对照研究不推荐的联用药物有:多奈哌齐、加巴喷丁、拉莫三嗪、洛伐他汀、帕利哌酮、拉美尔酮、利培酮、托吡酯和齐拉西酮。

对难治性抑郁发作,推荐碳酸锂联用拉莫三嗪(200 mg);或在原有方案上联用拉莫三嗪(200 mg)、莫达非尼(200 mg)或普拉克索(2.5 mg)、光疗、电疗、经颅磁刺激、吡格列酮(30 mg)或氯胺酮(静脉滴注 0.5 mg/kg,有短暂解离和血压升高的风险)。部分研究提示,也可联用阿米替林(150 mg)、文拉法辛(75~225 mg/d)、安非他酮(375 mg)、氯氮平(600 mg)、地尔硫卓(240 mg)、加巴喷丁(600~2 400 mg)、l-甲状腺素(300 μg)、L-舒必利(50~75 mg)、N-乙酰半胱氨酸(2 000 mg)、鲁拉西酮(120 mg)、Omega-3 脂肪酸、奥卡西平(1 200 mg)或睡眠剥夺等。部分研究不推荐的干预措施,包括联用阿戈美拉汀、阿立哌唑、塞来昔布、深部脑刺激、加兰他敏、米帕明、肌醇、左乙拉西坦、利司他明、美金刚、孕烯酮、s-腺苷-甲硫酮、托吡酯或齐拉西酮等。

五、治疗过程中疗效、不良反应及耐受性评估与药物调整

双相抑郁的治疗存在这样一种较普遍的现象:早期(2 周)治疗应答可预测总体治疗转归,尤其是早期改善不明显对最终治疗无效的预测力度更强,但拉莫三嗪例外,使用该药治疗双相抑郁时须经历较慢的加量过程。

在治疗过程中,除了采用量表减分率评估,对血药浓度的监测尤为重要。丙戊酸盐剂量应使血药浓度达到常规范围上限,如 70~90 μg/mL,拉莫三嗪剂量应

达到 4 μg/mL（200~400 mg/d），血锂浓度需达到有效治疗剂量 0.8~1.2 mEq/L（碳酸锂血锂浓度<0.8 mEq/L 时针对双相抑郁的疗效可能不足），喹硫平的有效血药浓度为 100~500 ng/mL（急性期治疗目标剂量>300 mg/d），卡马西平的血药浓度为 4~10 μg/mL。

联合用药时，需注意药物之间相互作用对血药浓度的影响，卡马西平、苯巴比妥、苯妥英钠、利福平均为强效的肝酶诱导剂，会降低经肝酶代谢的抗精神病药、心境稳定剂或抗抑郁剂的血药浓度，如严禁卡马西平联用鲁拉西酮，前者为强效肝酶诱导剂，可使鲁拉西酮的血药浓度降低 85%，卡马西平也可加速卡利拉嗪的代谢。细胞色素 P450 抑制剂、单胺氧化酶抑制剂则会抑制精神药物相关代谢酶，可导致精神药物血药浓度增加 50% 以上。

（李名立）

第三节　双相障碍维持期治疗的精准医学指导

一、维持期的药物治疗

根据目前的治疗指南，如果不维持治疗，绝大多数（高达 80%）双相障碍患者在急性抑郁或躁狂发作缓解后的 5 年里会复发，而躁狂/抑郁的复发往往会导致患者出现显著的功能损害。因此，对所有双相障碍患者给予维持治疗非常重要，以预防复发和潜在的不良后果。

双相抑郁的维持治疗目标是预防复燃/复发，改善社会功能和生活质量，以及降低自杀和自杀企图的风险。亚临床症状会增加复发的风险，因此维持期也需要积极治疗残留症状。

一般而言，急性发作期治疗有效的药物也能有效预防复燃复发，可作为维持期治疗的首选。

具有预防躁狂和抑郁双重作用的药物治疗手段包括单用锂盐、喹硫平、丙戊酸盐、阿塞那平、奥氮平、卡马西平；碳酸锂或丙戊酸盐联合喹硫平或奥氮平。

预防躁狂发作有效但对预防抑郁发作疗效尚不能肯定的药物：阿立哌唑、帕利哌酮（>6 mg）、利培酮、齐拉西酮、碳酸锂或丙戊酸盐联用阿立哌唑、碳酸锂或丙戊酸盐联用利培酮、碳酸锂或丙戊酸盐联用阿塞那平、碳酸锂联用丙戊酸盐等。若患者为躁狂反复发作，可选择这些方案。拉莫三嗪预防抑郁疗效明显，但预防躁狂发作疗效不肯定。不推荐单用加巴喷丁、托吡酯或抗抑郁药对双相障碍患者进行维持治疗。

维持治疗期间，如果需要治疗亚临床抑郁症状，可短期联合抗抑郁药，但应该在抑郁症状缓解 8 周后逐步停用，以避免转躁风险。部分患者在逐渐减停后再次出现抑郁症状，则可以在维持期使用心境稳定剂联合抗抑郁剂，继续抗抑郁治疗，但快速循环型或混合发作的患者仍要避免使用抗抑郁药。

在选择具体治疗方案时，需考虑患者共病的内科疾病与药物不良反应。如果治疗药物有继发代谢综合征等潜在风险（如体重增加、高脂血症和高泌乳素血症等），则应该给予基本预防措施的建议（包括饮食控制和锻炼），服用锂盐者则应该定期检测甲状腺功能。

对维持期难治性双相障碍患者，特别是对锂盐、丙戊酸盐、卡马西平疗效不佳的患者，国际神经精神药理学会推荐可在原有治疗基础上，联合利培酮长效针剂（每月 100 mg）、阿立哌唑（30 mg）、齐拉西酮（160 mg），或加巴喷丁（>2 500 mg）、苯妥英钠（380 mg），部分研究提示也可锂盐联用拉莫三嗪或丙戊酸盐，或联用氯氮平（600 mg）、奥氮平（30 mg）、左乙拉西坦（3 000 mg）、左旋甲状腺素、扑米酮（250 mg）、雷美替胺（8 mg）、电疗等。不推荐阿立哌唑联合拉莫三嗪，或联用美金刚、普拉克索、维拉帕米、N-乙酰半胱氨酸等。

二、病程管理中的精准医学

越来越多来自临床、神经影像学和神经认知研究的证据，均支持双相障碍是一种逐渐进展并恶化的疾病。如在首次发作后，随着发作次数的增加，发作间期往往会缩短；长病程及多次复发与共病和自杀风险增高有关；随着病程的增加，患者对心理治疗及药物治疗的反应变差，并且认知功能及社会功能下降。另外，症状恢复并不等于功能恢复，心理社会功能作为双相障碍预后的评价指标也逐渐受到重视。心理社会功能涉及工作、教育、休闲时间、社交和亲密关系以及独立生活能力等多个领域,它可能受到临床症状和认知障碍的负面影响。对双相障碍患者按其所处疾病的不同发展阶段进行精准管理,可有效改善患者的预后。

1. 对不同症状患者的精准管理

对双相障碍的尚无症状或仅存非特异性情感症状的高危人群(如家族史阳性、童年经历言语、身体或性虐待或其他心理创伤、有物质滥用史),或前驱期超高危人群,需多维度评估患者情况,包括临床维度、认知维度及社会功能维度等,并予以心理健康教育、健康生活方式指导,增加体育锻炼、培养兴趣爱好、减少应激源、减少物质滥用等,必要时给予支持性心理治疗。

对于首次发作的早期患者,单药治疗通常能取得良好疗效;对于复发性患者,则需进一步仔细评估其发作形式,针对性用药,并考虑是否需要药物联用治疗,及其他预防复发的策略;对于进入慢性病程的患者,可考虑氯氮平治疗,以及社区功能康复等;对于部分高度难治性患者,可能需要采取"姑息"疗法,即将治疗重点转移到尽量减少不必要的药物上,减轻药物不良反应,有限地控制症状,识别出心理及社会问题,制订更加现实的目标,尽量提高生活质量。

在临床诊治及随访中,定期对患者的特殊症状,如独特的复发早期症状、主要的发作极性(抑郁或躁狂)或个人自杀风险等进行评估与总结,为监测疾病进展和个体化精准治疗提供参考指标。可借助移动健康设备帮助临床医生收集有关患者疾病过程的个性化数据,如活动量、睡眠模式的变化可能有助于发现复发的早期迹象,以便及时调整生活方式或及时就医。

2. 药物治疗耐受性和不良反应监测

在药物治疗过程中,可对肝细胞色素 P450 基因多态性进行遗传学检测,以便预测药物治疗的耐受性和不良反应。此外 2016 年,国际锂盐遗传学联盟(ConLiGen)对 2 563 名双相障碍患者表型分析,发现 21 号染色体上的基因 *AL157359.3* 与 *AL157359.4* 有 4 个 SNP 位点与锂盐治疗反应显著相关。*AL157359.3* 基因的 rs74795342 位点等位基因 G 携带者对锂盐反应优于 A 携带者,该基因 rs75222709 位点等位基因 T 携带者对锂盐反应则优于 G 携带者;*AL157359.4* 基因的 rs79663003 与 rs78015114 位点等位基因 T 携带者对锂盐反应则优于 C 携带者。另外,还发现与精神分裂症共享遗传负荷少的双相障碍患者对锂盐的反应更好。

对药物不良反应的监测也应纳入治疗管理。对于锂盐维持治疗的患者,需每半年或至少每年监测甲状腺、肾脏及血钙水平;对于服用丙戊酸盐的患者,建议第一年每 3~6 个月需监测月经、血液系统、肝功能,以后可每年一次;对于服用拉莫三嗪/卡马西平的患者,应注意观察皮疹、重症多形红斑[又称史-约综合征(Stevens-Johnson syndrome,SJS)]、表皮松解症,若有皮疹及黏膜损害,必须及时就医。另外需注意,拉莫三嗪合并丙戊酸盐会增加发生严重威胁生命的皮疹的风险,丙戊酸盐会减少拉莫三嗪的清除率,两者合用时后者需减半;汉族及亚洲人群使用卡马西平前,建议检测 *HLA-B*1502* 等位基因,该基因位点与 SJS 及中毒性表皮松解症相关;还需每年查电解质,预防低钠血症发生;对于服用非典型抗精神病药物的患者,建议前 3 个月每月监测体重,随后每 3 个月监测一次,用药前半年每 3 个月监测一次血压、血糖和血脂,随后每年监测一次,并予以相应处理指导。对于老年人、小于 10 岁的儿童、有其他疾病或同时接受其他药物治疗的患者,应采用更为密切的监测。

若患者 QTc 间期延长则不应优先选择喹硫平。对肾脏滤过功能损害的患者需避免使用锂盐,另外拉莫三嗪也通过肾脏排泄。对于肝炎及肝硬化患者,应尽可能避免使用丙戊酸盐及卡马西平;在第二代抗精神病药中,喹硫平及奥氮平诱发转氨酶升高的风险相对较高,也应注意避免使用。

(李名立)

第四节　抗精神病药物治疗双相障碍的精准医学指导

在双相障碍治疗中,抗精神病药物具有众多应用特性,如镇静、抗躁狂、稳定情绪、抗焦虑和抗抑郁作用等。第一代抗精神病药经常被用于治疗躁狂,联合心境稳定剂有增效作用。第二代抗精神病药中,奥氮平、利培酮、喹硫平、阿立哌唑和阿塞那平已经通过很好的临床评估,并被多国批准用于治疗双相障碍。有关数据表明,喹硫平治疗双相障碍的急性期、稳定期及预防复发方面的疗效确切,包括对双相抑郁的预防;奥氮平对躁狂的疗效优于安慰剂,与双丙戊酸盐和锂盐等效;与第一代抗精神病药相比,奥氮平与心境稳定剂合用对躁狂的疗效更好。有数据表明,奥氮平可能有益于长期治疗,它可能比锂盐疗效更好,并已经被批准作为预防复发用药。阿立哌唑单独使用或联合用药对躁狂及其长期预防都有效。氯氮平可能对难治性双相障碍(包括难治性躁狂)有效;利培酮对治疗躁狂有效,特别是与心境稳定剂合用时;鲁拉西酮对于双相抑郁的急性期治疗有效。总之,抗精神病药在双相障碍的治疗中有一定优势,耐受性良好。

一、双相障碍抑郁发作的抗精神病药物治疗

有4种药物获得美国食品药物管理局(FDA)批准用于治疗双相障碍抑郁发作,分别为喹硫平、奥氮平(奥氟合剂)及卡利拉嗪、鲁拉西酮(见表8-4-1)。

表8-4-1　美国 FDA 批准用于治疗双相发作的药物

非典型抗精神病药	临床应用	剂 量 推 荐
奥氮平	躁狂/混合	5~20 mg/d(平均 10~15 mg/d)
奥氟合剂	抑郁发作	6/25~12/50 mg/d
喹硫平	躁狂/混合状态	400~800 mg/d
	抑郁发作	300 mg/d
鲁拉西酮	躁狂/混合状态	根据混合特征的强度
	抑郁发作	20~120 mg/d,常用 40~80 mg/d
卡利拉嗪	躁狂/混合状态	3 mg/d
	抑郁发作	1.5 mg/d

既往研究也评估过其他非典型抗精神病药针对双相抑郁的疗效,但大部分结果为阴性,甚至包括一些可有效治疗单相抑郁症的药物,如阿立哌唑、齐拉西酮及利培酮。以下简要介绍奥氟合剂、喹硫平、鲁拉西酮和卡利拉嗪在双相抑郁中的特点和应用。

1. 喹硫平

喹硫平同时拥有美国 FDA 批准的双相躁狂及抑郁发作适应证,还可改善睡眠质量及共病焦虑。喹硫平较少导致静坐不能及锥体外系不良反应

（extrapyramidal side effect，EPS），这也是该药的优势之一。喹硫平的不良反应，尤其是镇静及低血压，是患者停药及用药时急诊就诊的常见原因；长时间用药后也存在体重增加及代谢不良反应的问题。缓释剂型所带来的血药浓度峰较平缓，可减轻低血压的不良反应，尤其是当剂量高于 300 mg/d 时。

2. 奥氟合剂

统计学数据表明，奥氟合剂或许是针对双相抑郁急性发作疗效最好的药物，达到有效或治愈的需治数（number need to treat，NNT）仅为 2，显著优于 FDA 核准的其他非典型抗精神病药（NNT 为 5~11），该数值越小则表明疗效越好。体重增加及代谢不良反应是奥氟合剂首要的不良反应，有研究表明联用二甲双胍可在一定程度上减轻上述不良反应。

3. 鲁拉西酮

鲁拉西酮拥有美国 FDA 批准的双相抑郁适应证，且青少年（13~17 岁）患者也可使用。鲁拉西酮较少引起体重增加及疲倦，并且有证据表明它是唯一具有改善双相障碍患者认知功能证据的非典型抗精神病药。恶心及静坐不能是患者停用鲁拉西酮的主要原因。荟萃分析发现，鲁拉西酮剂量较高时疗效也较好，20~120 mg 剂量局限内呈线性量效关系。

4. 卡利拉嗪

卡利拉嗪同时拥有美国 FDA 批准的双相躁狂及抑郁发作适应证。该药的优势在于较少诱发体重增加及疲倦，尤其是剂量较低时；但静坐不能及 EPS 可能会影响患者的依从性。由于卡利拉嗪半衰期相对较长（2~5 天），为尽可能减轻静坐不能等不良反应的影响，可考虑 1.5 mg 隔天给药的治疗方案。此外，卡利拉嗪治疗双相抑郁时达到有效或治愈的 NNT 较其他非典型抗精神病药高（10 *vs.* 2~6），提醒疗效或许稍差。

针对双相抑郁患者，奥氟合剂和喹硫平单用疗效确切，在改善睡眠及焦虑方面喹硫平单用更有优势；患者对卡利拉嗪及鲁拉西酮的总体耐受性较好，但静坐不能发生率较高，价格也较贵。

二、双相障碍躁狂发作的抗精神病治疗

除心境稳定剂以外，第二代抗精神病药奥氮平、利培酮、喹硫平、阿立哌唑、

齐拉西酮已被美国 FDA 批准用于治疗双相障碍躁狂发作。在欧洲,第二代抗精神病药在多数患者中被用作治疗躁狂发作的一线药物。美国精神病协会的双相障碍治疗指南中也明确推荐,锂盐或丙戊酸钠与第二代抗精神病药的适度联合可作为重度躁狂发作或混合状态的一线用药。

第二代抗精神病药物主要通过拮抗多巴胺 D_2 受体而对躁狂发作起治疗作用,但不同抗精神病药还有其他抗躁狂机制,如奥氮平、利培酮、喹硫平、齐拉西酮还通过拮抗 α-肾上腺素受体和组胺 H_1 受体(除利培酮外)而抗躁狂,奥氮平还有拟 γ-氨基丁酸(GABA)受体作用,与其镇静作用有关。第二代抗精神病药具有起效快、缓解抑郁、改善精神病性症状及改善认知功能等作用,且不良反应少,特别是第二代抗精神病药与锂盐或丙戊酸钠联合治疗急性期的疗效显著优于单一使用锂盐或丙戊酸钠治疗,在双相躁狂发作的治疗上具有突出的优势。

临床疗效方面,2011 年一篇治疗急性躁狂的疗效和可接受度的荟萃分析纳入 68 项随机对照试验,共 16 073 例患者,结果显示氟哌啶醇、利培酮、奥氮平、锂盐、喹硫平、阿立哌唑、卡马西平、阿塞那平、丙戊酸钠及齐拉西酮的疗效优于安慰剂;奥氮平和利培酮的疗效相当,优于丙戊酸钠、齐拉西酮、拉莫三嗪、托吡酯和加巴喷丁;奥氮平、利培酮和喹硫平的全因停药率明显低于锂剂、拉莫三嗪、安慰剂、托吡酯和加巴喷丁。

奥氮平是第一个获得美国 FDA 许可的既能治疗双相障碍急性躁狂,又能用于双相障碍维持治疗的第二代抗精神病药。在维持治疗方面,奥氮平与安慰剂治疗双相障碍 52 周双盲对照研究显示,双相障碍的复发率奥氮平组(46.7%)显著低于安慰剂组(80.1%);进一步的研究还显示,奥氮平联合碳酸锂或丙戊酸钠治疗 1 年预防复发的疗效优于单一使用碳酸锂或丙戊酸钠治疗。利培酮、喹硫平单一治疗或与心境稳定剂联合治疗双相障碍急性躁狂发作的有效率和症状缓解率均显著高于安慰剂,也较单用心境稳定剂治疗更有效。有临床研究显示,阿立哌唑和齐拉西酮在治疗双相障碍躁狂发作的疗效与氟哌啶醇相当。关于氯氮平,研究表明其对难治性躁狂有效,由于氯氮平不良反应较大,通常只用于难治的躁狂发作患者,并不作为双相障碍躁狂发作一线用药。

在安全性方面,齐拉西酮和阿立哌唑的镇静作用较少,氯氮平、喹硫平、齐拉西酮和阿立哌唑极少引起泌乳素水平升高,喹硫平、齐拉西酮和阿立哌唑较少引起抗胆碱能相关不良反应,齐拉西酮和阿立哌唑较少引起体重增加,利培酮和喹硫平所致体重增加相对较轻,这些药物均已列入双相障碍的治疗选择,但选择使用的排序仍取决于患者个体情况。

第二代抗精神病药已经广泛应用于双相障碍的治疗,除具有抗躁狂作用外,由于其对5-羟色胺系统的作用理论上不会导致抑郁,甚至有些药物具有抗抑郁作用。且越来越多的临床研究证明,无论单一用药还是与心境稳定剂联合使用,抗精神病药物治疗急性躁狂发作均是安全有效的,在长期维持治疗方面也具有一定的优势。

三、抗精神病药物治疗双相障碍特殊类型

1. 具有焦虑特征

喹硫平、奥氮平、奥氟合剂对非特异性焦虑有一定疗效。利培酮单药治疗的效果与安慰剂无异,可短期合用劳拉西泮以取得更好的抗焦虑效果。

2. 具有混合特征

具有混合特征的双相障碍患者往往需要联合用药,在抗精神病药物的使用上,需要注意在控制躁狂症状的基础上尽可能减轻加重抑郁症状的风险。既往安慰剂对照研究提示,奥氮平对于符合 DSM-Ⅳ 诊断标准的躁狂及混合性发作患者具有疗效。荟萃分析表明,阿立哌唑、齐拉西酮的疗效在一定程度上优于安慰剂。上述药物可能是符合 DSM-Ⅴ 诊断标准的具有混合特征双相障碍的最佳候选药物。单药疗效欠佳时,具有混合特征的躁狂发作可以采用奥氮平联合丙戊酸钠的治疗方案。有研究支持喹硫平作为强化治疗可以有效缓解急性混合发作。

3. 快速循环特征

由于非典型性抗精神病药物单药治疗快速循环患者的临床随机对照试验(randomized controlled trial, RCT)存在样本量小、早期脱落率较高、不良反应发生率较高的问题,研究的结果具有一定争议。有研究发现,喹硫平治疗能同时改善患者的抑郁和焦虑,奥氮平治疗效果优于安慰剂,但是它们对血糖、血脂、体重等代谢方面的影响以及过度镇静的问题也需要注意。如果疗效不好或以躁狂为主,可加用第二种心境稳定剂或第二种抗精神病药物。不支持利培酮长效针剂作为强化治疗的选择。

4. 具有精神病性症状特征

对于具有精神病性症状的双相障碍患者,躁狂发作时在使用心境稳定剂基础上,可选择短期联用非典型性抗精神病药物,如利培酮、奥氮平、喹硫平、齐拉西酮和阿立哌唑;特别是对于具有精神病性症状的抑郁发作,可以考虑喹硫平联合治疗的方案。第一代药物也可以作为早期阶段短期联用心境稳定剂的选择之一,但是由于其影响认知功能并容易诱发抑郁,不适合长期使用。

四、抗精神病药物治疗双相障碍特殊人群

1. 老年患者

25%的双相障碍患者为老年人,相比于年轻患者,老年双相障碍患者可能具有以下特点:① 抑郁症状可能更为突出,对功能造成长期影响;② 躁狂症状可能减少,程度减轻;③ 认知功能随着病程的推进明显恶化;④ 躯体共病多,常见共病 3~6 种慢性疾病。除锂盐及其他心境稳定剂外,抗精神病药同样是老年双相障碍的一线治疗手段。大部分抗精神病药获批治疗双相躁狂,奥氟合剂、喹硫平及鲁拉西酮可用于治疗双相抑郁,阿立哌唑、奥氮平、喹硫平、齐拉西酮及利培酮长效针剂可用于成人双相障碍的长期治疗。

老年双相抑郁的治疗难度相对较大。一项随机双盲安慰剂对照研究中,针对 55~65 岁的亚组患者进行分析后发现,喹硫平 300~600 mg/d 的治愈率显著高于安慰剂,且停药率及不良反应发生率与年轻(<55 岁)患者相仿。老年患者最常见的不良反应为口干及头晕,EPS 及转躁极少见。在另一项研究中,阿立哌唑(平均剂量 10.3 mg/d)可显著改善老年双相障碍患者的抑郁症状,常见不良反应为不安、体重增加、镇静、流涎及腹泻/稀便。针对双相躁狂,两项随机对照研究的汇总分析显示,相比于安慰剂,喹硫平可显著改善老年患者(平均年龄62.9 岁)的躁狂症状,发生率高于 10% 的不良反应包括口干、嗜睡、体位性低血压、失眠、体重增加及头晕。另一项研究中,针对一组平均年龄为 57.1 岁的双相躁狂患者,奥氮平及双丙戊酸盐均可显著改善躁狂症状,且安全性表现与年轻患者类似。

老年患者面临药物耐受性下降的问题,最常见的构成问题的不良反应包括静坐不能、帕金森征、其他 EPS、镇静及头晕(可能升高跌倒风险)及胃肠道不

适。为降低 EPS 及其他运动不良反应的风险,建议老年患者使用第二代抗精神病药。另外,相比于锂盐,抗精神病药在认知方面可能不具优势,不止一项研究显示长期使用抗精神病药可能导致神经退行性变,对于本已存在认知负担的老年患者需要进一步权衡使用。实际临床工作中,躯体疾病负担、认知损害及同时联用其他药物均要求缓慢滴定,使用较低剂量。美国国立精神卫生研究所(National Institute of Mental Health,NIMH)资助的双相障碍系统治疗强化计划(Systematic Treatment Enhancement Program for Bipolar Disorder,STEP‐BD)研究显示,尽管老年人使用的利培酮剂量显著低于年轻患者,但康复率仍较为理想(78.5%)。

2. 青少年患者

与成人双相障碍的治疗推荐类似,有足够的证据表明,使用奥氮平加氟西汀能够减轻青少年双相抑郁的抑郁症状,并推荐大剂量喹硫平用于混合发作期间出现的抑郁症状。使用阿立哌唑、利培酮单药治疗可有效控制躁狂症,但这些药物在减轻抑郁症状方面均无效(不推荐水平为 A 级证据)。

3. 孕期及哺乳期妇女

母乳被认为是新生儿最好的营养来源,但是产后阶段是所有妇女经历精神症状和复发或新发双相障碍的风险增加的阶段,尤其是在那些因各种原因中断治疗的妇女中。一项针对母乳喂养期间心境稳定剂和抗精神病药风险和益处的荟萃分析纳入了 56 项临床研究,结果认为在抗精神病药中,喹硫平和奥氮平应被视为一线治疗选择。利培酮可以在医学监督下使用,禁用氯氮平和氨磺必利。婴儿的健康以及心理社会和认知功能结局需要进行长期的随访研究。

五、抗精神病药物治疗中的其他问题

1. 合并其他精神疾病时的药物选择

双相障碍共病率高,不少研究发现,二代抗精神病药物能有效控制焦虑障碍、品行障碍、边缘型人格障碍、物质滥用等多种精神障碍合并症。研究发现,喹硫平、利培酮不仅能控制双相障碍共病兴奋剂滥用的情绪症状,也能减少对药物的渴求。加用奥氮平、利培酮在控制创伤后应激障碍(PTSD)上比单纯使用 SSRI 效果更好。共病顽固性强迫症(OCD)患者加用 12 周利培酮治疗,效果优于安慰剂。二代抗精神病药物能有效控制人格障碍的冲动行为。最近的一项针对双相障碍共患焦虑障碍患者为期 8 周的研究发现，与双丙戊酸钠、安慰剂相比，喹硫平能较好地控制惊恐障碍、广泛性焦虑障碍的症状，但有体重明显增加的倾向。

在双相障碍合并物质滥用的患者中，加用喹硫平在控制情绪方面具有优势，但在控制饮酒方面，无明显的优势。在一项对照研究中，小剂量奥氮平（5 mg/d）能够明显减少酒精相关线索所致的渴求，但未能减少饮酒的犒赏作用。

2. 治疗监测

对使用抗精神病药物治疗的患者，如出现疗效不佳、不良反应显著，或是青少年、老年期患者，需进行药物相关治疗监测。包括疗效监测、不良反应监测、血液药物浓度监测，必要时进行药物基因组检测。对于有共病代谢综合征相关问题的患者，应该考虑减少使用能引起体重增加的抗精神病药物如奥氮平、喹硫平，或者选择阿立哌唑、齐拉西酮等药物。

3. 长效针剂的使用

大约 40% 的双相障碍患者存在治疗依从性欠佳的问题，进而增加了一系列不良转归的风险，治疗依从性不佳的双相障碍患者入院风险为依从性良好患者的 5 倍以上。多种口服第二代抗精神病药获批用于双相障碍的治疗，在美国、加拿大及澳大利亚，利培酮及阿立哌唑长效针剂也已获批治疗双相障碍。

对于已经明确存在治疗依从性问题的双相障碍者，可以尝试使用第二代抗精神病药长效针剂。然而相比于口服剂型，现有证据尚不足以支持将第二代抗精神病药长效针剂作为双相障碍的常规治疗选择。一项纳入 7 项随机对照研究的系统综述及荟萃分析显示，用于双相障碍患者时，第二代抗精神病药长效针剂在主要转归指标上显著优于安慰剂，但并不优于口服活性对照，部分次要转归指标（抑郁复发、全因停药率及催乳素相关不良反应等）表现甚至更差。且考虑到第二代抗精神病药长效针剂相对较高的价格及处方时面临的其他一些问题，在正式推荐其常规用于双相障碍患者之前，仍需进一步开展高质量的活性对照研究，以确认其应用价值及成本收益比。

（吴仁容、伍海珊）

第五节　心境稳定剂治疗双相障碍的精准医学指导

一、锂盐

总体而言,锂盐因其良好的长期疗效,可作为双相躁狂急性发作的一线用药。对于典型的躁狂发作(心境高涨,无抑郁症状),呈现出躁狂-抑郁-稳定期发作模式,既往发作次数少,或有双相家族史(特别是家族成员中锂盐治疗有效)的患者,可优先使用锂盐治疗。对于临床表现不典型的,存在共物质滥用及伴有混合特征等,或既往对锂盐应答不佳等特殊情况的双相障碍患者,对锂盐效果反应较差。

在双相障碍 I 型患者抑郁发作的急性期治疗中,锂盐被推荐为一线用药。尽管锂盐用于双相抑郁急性期的疗效证据不足,在锂盐用于双相抑郁的治疗中,可能因为锂盐的浓度低而影响其疗效。治疗双相抑郁发作时,锂盐浓度控制在 0.8~1.2 mmol/L 可以取得较好的临床疗效。既往几项研究表明,双相抑郁患者对锂盐的应答率明显高于安慰剂,而当血锂浓度>0.8 mmol/L 时,锂盐单药治疗与锂盐联用帕罗西汀疗效相似。锂盐、丙戊酸盐和拉莫三嗪都是双相障碍 II 型抑郁发作急性期治疗的二线用药。

鉴于锂盐在治疗躁狂急性期、预防躁狂和抑郁发作方面有明确的疗效,它可以作为双相维持治疗的"金标准"。也有研究证实,它有一定程度的防自杀作用,可以明显减少自杀企图和病死率。2013 年发表的一项纳入 48 项 RCT 的荟萃分析显示,与安慰剂相比,锂盐能降低 60% 的自杀风险。锂盐浓度在 0.8~1.2 mmol/L 时能有效地降低躁狂和抑郁复发的频率和严重程度。大量循证医学表明,锂盐对躁狂复发的预防作用优于预防抑郁复发。

在使用锂盐的过程中,把握患者临床特征的个体差异,进行精准的临床评估和浓度监测,必要时进行药理遗传学监测对于优化个体化用药方案的精准医疗起着重要作用。典型的双相障碍临床表现和低共病率(特别是物质滥用和共病焦虑)预示着对锂盐的应答较好。患者亲属对锂盐的较好应答也可能意味着患者本人对锂盐治疗有效。研究发现,当患者家属对锂盐治疗有应答时,患者有67%的可能性对锂盐治疗有效。若患者家属对锂盐治疗无效,仅35%的患者可能会对锂盐有应答。一些神经生物学特征改变可能在一定程度上预测锂盐应答。比如非痫样放电脑电图、血/脑锂浓度、神经元兴奋性、磁共振波谱以及在候选基因研究中的某些变异等。研究人员使用双相障碍患者的体细胞通过重编程得到多能干细胞,再诱导分化为神经元,将其暴露于含锂的生长环境中。结果发现,对锂盐治疗应答良好的患者神经元敏感度显著下降,而对锂盐治疗应答差的患者神经元仍保持高兴奋性。若患者对锂盐仅有部分应答,或躁狂发作严重需要快速起效,或存在某些风险时,可联合使用第二代抗精神病药物。而对于锂盐无应答或服药期间出现症状复发的患者,拉莫三嗪等辅助治疗已被证明有一定的效果。

在使用锂盐的过程中,因锂盐的治疗剂量和中毒剂量接近,强烈建议定期进行血药浓度检测。锂盐的不良反应较多,主要引起胃肠道不适、肾功能和内分泌紊乱等。对于有肾功能不全、严重心脏疾病的患者禁用碳酸锂。它能抑制甲状腺功能,而甲状腺功能低下又与快速循环型双相障碍有关,因此对于快速循环型双相障碍患者可优先使用丙戊酸盐(有效率高达93%)。锂盐对于肾功能也有一定的影响,应定期进行肾功能监测。对于有肾功能损害、目前正在使用血管紧张素受体阻断药(angiotensin receptor blocker,ARB)、血管紧张素转换酶抑制剂(angiotensin converting enzyme inhibitor,ACEI)或噻嗪类利尿剂等药物的患者,需要对锂盐的使用进行一定的考虑和剂量调整。尽管因锂盐不良反应导致的终止治疗比例较高,但一些数据表明我们可能高估了锂盐的风险。双相障碍共病代谢综合征的比例较高,相比于其他药物,锂盐对患者体重的影响较小,且能在一定程度上降低自杀风险。因锂盐浓度高所致的死亡个案数量明显少于抗精神病药、卡马西平、阿片类及苯二氮䓬类药物。

锂盐在儿童和青少年双相患者中也有广泛的临床应用。研究肯定了锂盐治疗在儿童和青少年中的疗效和耐受性。针对双相障碍Ⅰ型的儿童和青少年(6~15岁)患者的RCT研究比较了锂盐、利培酮和双丙戊酸钠的治疗效果,发现锂盐和双丙戊酸钠的疗效相当;二者在儿童和青少年的应答率明显低于利培酮(35.6% *vs.* 24.0% *vs.* 68.5%)。对于孕期必须使用锂盐的患者,应优先使用最低有效剂量,同时在孕早期对胎儿进行超声波检查(孕早期致畸风险最高),并在孕期对患者进行密切监测和定期检查。30%的老年双相障碍患者都有明显的认知功能障碍,研究发现锂盐对老年患者的认知功能有一定的保护作用,锂盐治疗组阿尔茨海默病的发病率较低(3/66,5%)。甲状腺功能与双相障碍之间存在潜在的神经生物学机制,锂盐可能通过影响甲状腺功能促进神经发生和海马结构的改变,可能对学习、记忆产生影响,需要进一步研究证实。锂盐不仅有神经保护和免疫调节作用,也参与双相障碍中氧化应激的损伤修复过程。研究发现,它可以增加超氧化物歧化酶和谷胱甘肽的活性,减少氧化应激损伤。

二、丙戊酸盐

丙戊酸盐也是双相障碍急性躁狂发作的一线用药。对于双相典型躁狂发作,双丙戊酸盐和锂盐的疗效相当。对于有混合特征(抑郁症状较严重)、既往多次发作、有激越表现和/或共病物质滥用、脑外伤史等特征的患者,证据支持优先使用丙戊酸盐。对于伴有焦虑症状的躁狂发作,丙戊酸盐和卡马西平可能有一定效果。对于使用丙戊酸盐或锂盐部分有效的双相障碍躁狂发作者,联合奥氮平、喹硫平、阿立哌唑、利培酮等抗精神病药物能显著增加疗效。

丙戊酸盐在双相障碍抑郁发作急性期中被推荐为二线用药。丙戊酸盐在双相抑郁的治疗中经常与其他药物联用,以快速起效或增加疗效。对于快速循环的患者,丙戊酸盐对使用碳酸锂、卡马西平无效的患者有明显疗效。心境稳定剂的联合使用过程中需要注意的是,丙戊酸盐与拉莫三嗪合用可以增加拉莫三嗪的血药浓度,从而增加皮疹的风险。正在使用拉莫三嗪的患者,加用丙戊酸镁后可将拉莫三嗪的剂量适当减少,并密切关注临床表现。

丙戊酸盐、锂盐和拉莫三嗪都是双相障碍维持治疗的首选药物。在维持期的治疗过程中,需要根据患者的疾病类型进行药物选择,并根据患者个体情况适当调整。相比于锂盐,丙戊酸盐耐受性较好,不良反应少。在儿童、青少年患者中选择丙戊酸盐耐受性、依从性和安全性更好。但是丙戊酸盐有一些运动不良反应和代谢紊乱的风险(体重增加、血糖紊乱),或增加肝脏损害的风险。由于丙戊酸盐对胎儿具有致畸和发育障碍风险,育龄期女性使用该药时须慎重(有诱发多囊卵巢综合征风险)。育龄女性在使用丙戊酸盐期间必须采取有效的避孕措施,备孕女性需要及时进行换药,妊娠期患者应尽可能避免丙戊酸盐的使用。

三、拉莫三嗪

拉莫三嗪作为被广泛应用的心境稳定剂,对躁狂发作及预防的疗效有限,因此不建议用于急性躁狂发作,也不适用于频繁出现躁狂发作的患者。临床相以抑郁为主,伴随焦虑症状的双相患者易对拉莫三嗪产生应答。大量研究支持拉莫三嗪在双相抑郁中的使用,它在改善抑郁严重程度以及缓解率方面优于安慰剂。由于拉莫三嗪滴定速度慢,常用于轻中度抑郁患者,或与其他治疗方案联用增效。拉莫三嗪对双相抑郁引起的精神运动迟滞和认知损害有一定疗效,也可用于对锂盐单药治疗无应答患者的辅助治疗,并在预防抑郁复发方面效果较好。

单用锂盐、拉莫三嗪或锂盐联合丙戊酸盐等都是目前公认的双相抑郁的一线治疗方案。一般来说,双相抑郁治疗过程中,2周内可有一定的治疗应答,并能以2周内的疗效来预测总体治疗效果。但是拉莫三嗪在使用过程中,由于存在皮疹、SJS、中毒性表皮松解症以及罕见的噬血细胞性淋巴组织细胞增多症的风险,需要缓慢加量。因此,对于使用拉莫三嗪治疗双相抑郁2周内未见明显改善的患者,应考虑优化治疗剂量,同时评估患者的治疗依从性。而对于需要快速起效的患者,并不建议使用拉莫三嗪治疗。研究发现,拉莫三嗪和安慰剂在快速循环型的治疗中疗效相同。

对于正在服用口服避孕药的女性患者,拉莫三嗪可能会影响口服避孕药的药代动力学从而减低其效果,而口服避孕药也可能降低拉莫三嗪血药浓度,需要在对此类患者制订药物方案时加以考虑。

四、卡马西平/奥卡西平

卡马西平也是经典的心境稳定剂,治疗躁狂相较抑郁相疗效明显。它预防复发的作用较弱,对混合状态和快速循环的疗效优于锂盐,可用于对锂盐疗效差、缺乏典型症状的急性躁狂发作患者。奥卡西平是卡马西平的10-酮衍生物,在临床上可用于对卡马西平有过敏反应者,比卡马西平不良反应小、耐受性好。卡马西平/奥卡西平通过阻断电压敏感钠通道、降低谷氨酸能传导,在治疗共病酒精依赖的双相障碍患者中有一定优势。快速循环型双相障碍的诊断困难、治疗棘手,卡马西平、奥卡西平可用于快速循环型的联合治疗方案中。

卡马西平能增加 CYP3A4 活性,促进其他药物的代谢,引起合用的药物血药浓度降低。T1 核磁共振和分子对接技术可以探测到卡马西平与 CYP3A4 活性位点的结合。由于卡马西平的酶诱导作用,血药浓度在治疗过程中会明显波动。卡马西平单药治疗时有可能因为自身酶诱导作用,在使用后期使自身药物浓度降低,影响疗效。研究显示,卡马西平在 2 周左右对 CYP3A4 产生诱导作用,引起血药浓度下降。随着使用时间的延长,卡马西平的酶诱导作用导致代谢速度加快,可使血药浓度降至"治疗窗"以下,影响疗效。因此,在卡马西平的使用过程中,需要定期进行血药浓度检测,以进行剂量调整保证疗效。奥卡西平避免了卡马西平的自身酶诱导作用,血药浓度稳定,吸收后与血红蛋白结合,剂量与血药浓度呈线性相关。但奥卡西平能诱导 CYP3A4 和 CYP3A5,降低口服避孕药、钙通道阻滞剂等的血药浓度。与其他心境稳定剂联用时,奥卡西平可增加丙戊酸钠血药浓度 30% 左右,与拉莫三嗪或托吡酯联用时会降低谷浓度。

卡马西平主要的不良反应有头晕、嗜睡、恶心、呕吐和共济失调。服用卡马西平可引起皮肤过敏、剥脱性皮炎等皮肤不良反应,也有少部分人群出现严重的低钠血症。卡马西平和锂盐合用也会引起患者严重的神经毒性反应。

五、其他

其他心境稳定剂还包括托吡酯、加巴喷丁等。目前的证据并不支持托吡酯在双相障碍中的疗效。研究发现,托吡酯辅助治疗可以缓解患者的兴奋冲动行为,并可减轻或预防其他药物引起的体重增加。针对双相障碍 I 型患者采用加巴喷丁辅助治疗躁狂/轻躁狂/混合发作的双盲、安慰剂对照研究发现,安慰剂比加巴喷丁能更明显减少 Young 躁狂评定量表(YMRS)的评分。为期 1 年的随机、双盲、安慰剂对照研究观察加巴喷丁联合治疗对缓解期双相障碍的预防效果,支持加巴喷丁对双相障碍患者长期预后的益处。

(吴仁容、黄　兢)

第六节　双相障碍治疗药物
相关基因检测

　　进行药物基因检测的目的是为了预测药物对个体的疗效和不良反应,为合理用药提供参考。基因多态性会影响药物在体内的药效动力学和药代动力学特征,从而影响其疗效和不良反应。因此,目前进行的药物基因检测主要集中在药物疗效相关基因和药物代谢相关基因两个方面。药物基因检测的临床应用需基于现有循证医学证据,目前已有几个专门的网络数据库可供查询使用,例如 CPIC(https://cpicpgx.org/)、PharmGKB(https://www.pharmgkb.org/)、Drugbank(https://www.drugbank.ca/)和 GeneCards(https://www.genecards.org/)等。

一、药物疗效相关基因

　　目前已经发现很多基因被证实与双相障碍治疗药物的疗效和不良反应密切相关,例如 *ANKK1*、*COMT*、*DRD2*、*FKBP5*、*HLA－A*、*HLA－B*、*HTR2C*、*HTR2A* 和 *SLC6A4* 等。通过检测这些基因的单核苷酸多态性(SNP),可以预测个体使用某种药物的治疗反应。表 8－6－1 列出了部分证据等级较高的基因型,另外还有 *ADCY1*、*ADRB2*、*AKT1*、*BDNF*、*GADL1*、*FAM177A1*、*NR1D1* 和 *ZNF804A* 等基因也可能与双相障碍治疗药物疗效和不良反应相关。

二、药物代谢相关基因

　　细胞色素 P450(CYP)是双相障碍治疗药物代谢的主要代谢酶,其活性会直接影响药物的代谢和清除。同种药物、相同剂量,但对不同患者的疗效和不良反应可能差异很大,这一现象与 CYP 的活性有关。根据 CYP 同工酶不同的基因型,通常可将个体分为超快代谢型、快代谢型、中间型和慢代谢型。然而,

表 8－6－1　与双相障碍治疗药物疗效相关的基因单核苷酸多态性（SNP）

基　因	蛋　白	SNP	药　物	影　响	证据等级（1A 最强）
ANKK1	ankyrin repeat and kinase domain containing 1	rs1800497	丙戊酸盐 阿立哌唑 利培酮 帕利哌酮	与 AG 或 GG 基因型患者相比，AA 基因型患者的不良反应症和体重增加，包括高催乳素血症会增加等；与 AG 基因型患者相比，AA 基因型患者的迟发性运动障碍风险会降低，而 GG 基因型风险则会增加	2B
COMT	catechol-omethyltransferase	rs13306278	5－羟色胺再摄取抑制剂	与 TT 或 CT 基因型相比，CC 基因型患者在接受选择性 5－羟色胺再摄取抑制剂治疗时出现症状好转的可能性增加	2B
DRD2	dopamine receptor D2	rs1800497 rs1799978	抗精神病药	与 AG 或 GG 基因型相比，AA 基因型患者在接受抗精神病药物治疗期间不良反应风险可能增加，包括高催乳素血症和体重增加等，但迟发性运动障碍的风险可能会降低	2B
FKBP5	FKBP prolyl isomerase 5	rs1360780	氯米帕明 锂盐 帕罗西汀 文拉法辛	与 CT 或 TT 基因型相比，CC 基因型患者可能对抗抑郁药物治疗反应较差，但在使用帕罗西汀、文拉法辛、氯米帕明和锂盐时出现自杀意念的风险较低	2B

（续　表）

基　因	蛋　白	SNP	药　物	影　响	证据等级（1A 最强）
HLA－A	major histocompatibility complex, class Ⅰ, A	HLA－A＊31：01：02	卡马西平	出现严重皮肤不良反应的风险增加	1A
		HLA－A＊02：07：01 HLA－A＊30：01：01 HLA－A＊33：03 HLA－A＊33：03：01 HLA－A＊68：01：01：01	卡马西平 丙戊酸盐 拉莫三嗪 托吡酯	出现严重皮肤不良反应的风险增加	2B
HLA－B	major histocompatibility complex, class Ⅰ, B	HLA－B＊15：02：01	卡马西平	出现史-约综合征（SJS）和中毒性表皮松解症的风险增加	1A
HTR2A	HTR2A 5－hydroxytryptamine receptor 2A	rs7997012	西酞普兰	与 GG 基因型相比, AA 基因型患者接受西酞普兰治疗的疗效可能更好	2B
		rs1414334	抗精神病药	携带 C 基因型的男性患者和 CC 基因型的女性患者发生代谢综合征和体重增加的风险可能增加	2B
HTR2C	5－hydroxytryptamine receptor 2C	rs3813929	抗精神病药	与 T 基因型相比, 携带 C 基因型的男性患者接受抗精神病药物治疗期间体重增加的风险更高	2B

（续　表）

基　因	蛋　白	SNP	药　物	影　响	证据等级 （1A 最强）
MC4R	melanocortin 4 receptor	rs489693	抗精神病药	与 TT 基因型相比，CC 基因型患者服用抗精神病药物治疗期间体重增加的风险更高	2B
		rs17782313	抗精神病药	与 AC 和 CC 基因型相比，AA 基因型的患者在服用抗精神病药物治疗时体重增加和高甘油三酯血症的风险更高	2B
SLC6A4	solute carrier family 6 member 4	SLC6A4HTTLPR long form (1 allele) SLC6A4 HTTLPR short form (Sallele)	抗抑郁药	与 L/L 型相比，S/L 型和 S/S 型与情感障碍患者抗抑郁药治疗无效相关	2B

表 8 - 6 - 2　与双相障碍治疗药物代谢相关的基因单核苷酸多态性（SNP）

基　因	蛋　白	SNP	药　物	影　响	证据等级 （1A 最强）
CYP2C19	cytochrome P450 family 2 subfamily C member 19	CYP2C19 * 1 CYP2C19 * 17 CYP2C19 * 2 CYP2C19 * 3 CYP2C19 * 4	西酞普兰 艾斯西酞普兰 舍曲林 氯米帕明	CYP2C19 * 1/ * 1 基因型的患者使用西酞普兰或者艾斯西酞普兰时的药物清除/代谢率要高于 CYP2C19 * 2、 * 3 或 * 4 等位基因型，但低于 CYP2C19 * 1/ * 17 或者 * 17/ * 17 基因型患者	1A

（续　表）

基因	蛋白	SNP	药物	影　响	证据等级（1A 最强）
CYP2C19	cytochrome P450 family 2 subfamily C member 19	CYP2C19 * 1 CYP2C19 * 17 CYP2C19 * 2 CYP2C19 * 3 CYP2C19 * 4	西酞普兰 艾斯西酞普兰 含曲林 氯米帕明	相比于 CYP2C19 * 1/ * 2、 * 2/ * 2 和 * 2/ * 3，CYP2C19 * 1/ * 1 基因型的患者使用含曲林时有较低的清除率和较高的血药浓度	1A
				CYP2C19 * 1/ * 1 基因型患者使用氯米帕明时比 CYP2C19 * 2 和 * 3 等位基因型患者的代谢率增加，比 CYP2C19 * 17 基因型患者的血浆药物浓度增加	2A
CYP2D6	cytochrome P450 family 2 subfamily D member 6	CYP2D6 * 1 CYP2D6 * 10 CYP2D6 * 1×N CYP2D6 * 2 CYP2D6 * 2×N CYP2D6 * 3 CYP2D6 * 4 CYP2D6 * 5 CYP2D6 * 6 rs3892097	帕罗西汀 氟伏沙明 利培酮 氯米帕明 喹硫平 丙戊酸盐 双丙戊酸盐 阿立哌唑	CYP2D6 * 1/ * 1 基因型患者使用帕罗西汀时可能比 CYP2D6 * 1×N、 * 2×N 基因型患者的清除率低，比 CYP2D6 * 3、 * 4、 * 5、 * 6 等位基因型和 * 10/ * 10 基因型患者的清除率高	1A
				CYP2D6 * 1/ * 1 基因型患者使用氟伏沙明时可能比 CYP2D6 * 1/ * 5、 * 1/ * 10、 * 5/ * 10、 * 10/ * 10 基因型患者的稳态血浆浓度-剂量比（C/D）低；比 CYP2D6 * 5/ * 10、 * 10/ * 10 基因型患者的胃肠道副作用风险低；比 CYP2D6 * 3、 * 4、 * 5、 * 6 等位基因型患者的 AUC、Cmax 和半衰期减少	1A

（续 表）

基 因	蛋 白	SNP	药 物	影 响	证据等级（1A最强）
CYP2D6	cytochrome P450 family 2 subfamily D member 6	CYP2D6 * 1 CYP2D6 * 10 CYP2D6 * 1×N CYP2D6 * 2 CYP2D6 * 2×N CYP2D6 * 3 CYP2D6 * 4 CYP2D6 * 5 CYP2D6 * 6 rs3892097	帕罗西汀 氟伏沙明 利培酮 氯米帕明 喹硫平 丙戊酸盐 双丙戊酸盐 阿立哌唑	CYP2D6 * 1 等位基因型患者使用利培酮时可能比 CYP2D6 * 10、* 4、* 5、* 14、* 3、* 6 等位基因型患者的代谢/清除率增加	2A
				CYP2D6 * 1/ * 1 基因型患者使用三环类抗抑郁药可能比较少因药物不良反应而换药，可能比 CYP2D6 * 4/ * 4 基因型患者需要更高的剂量	1A
				CYP2D6 * 1/ * 1 基因型患者使用氯米帕明可能比 CYP2D6 * 4 等位基因型患者出现不良反应的风险降低；比 CYP2D6 * 1×N、* 2×N 等位基因型患者的血浆氯米帕明和去甲基氯米帕明浓度高；比携带两个无功能的 CYP2D6 等位基因型患者的血浆氯米帕明和去甲基氯米帕明浓度低	1A

CYP 同工酶的实际功能水平除了受基因型影响外,还会受到诱导或抑制性药物、环境因素和躯体共病等其他因素的影响。表 8 - 6 - 2 列出了部分证据等级较高的基因型,另外还有 *ABCB1*、*ABCG2*、*APEH*、*EPHX2* 和 *UGT2B7* 等基因也可能与双相障碍治疗药物代谢相关。

(吴仁荣、欧建君)

-------------------------------- **参考文献** --------------------------------

［1］Yatham L N, Kennedy S H, Parikh S V, et al. Canadian network for mood and anxiety treatments（CANMAT）and international society for bipolar disorders（ISBD）2018 guidelines for the management of patients with bipolar disorder［J］. Bipolar Disord, 2018, 20(2)：97 - 170.

［2］Fountoulakis K N, Yatham L, Grunze H, et al. The CINP guidelines on the definition and the evidence-based interventions for treatment-resistant Bipolar disorder［J］. Int J Neuropsychopharmacol, 2020, 23(4)：230 - 256.

［3］Amoretti S, Cabrera B, Torrent C, et al. Cognitive reserve as an outcome predictor：first-episode affective versus non-affective psychosis［J］. Acta Psychiatr Scand, 2018, 138(5)：441 - 455.

［4］Berk M, Post R, Ratheesh A, et al. Staging in bipolar disorder：from theoretical framework to clinical utility［J］. World Psychiatry, 2017, 16(3)：236 - 244.

［5］Salagre E, Dodd S, Aedo A, et al. Toward precision psychiatry in bipolar disorder：staging 2.0［J］. Front Psychiatry, 2018, 9：641.

［6］Schoretsanitis G, Paulzen M, Unterecker S, et al. TDM in psychiatry and neurology：a comprehensive summary of the consensus guidelines for therapeutic drug monitoring in neuropsychopharmacology, update 2017, a tool for clinicians［J］. World J Biol Psychiatry, 2018, 19(3)：162 - 174.

［7］Hiemke C, Bergemann N, Clement H W, et al. Consensus guidelines for therapeutic drug monitoring in neuropsychopharmacology：update 2017［J］. Pharmacopsychiatry, 2018, 51(1 - 2)：e1.

［8］Prajapati A R, Wilson J, Song F, et al. Second-generation antipsychotic long-acting injections in bipolar disorder：Systematic review and meta-analysis［J］. Bipolar Disord, 2018, 20(8)：687 - 696.

［9］Sajatovic M, Kales H C, Mulsant B H. Prescribing antipsychotics in geriatric patients：

Focus on schizophrenia and bipolar disorder[J]. Current Psychiatry, 2017, 16(10): 20 – 26, 28.

[10] Boyce P, Irwin L, Morris G, et al. Long-acting injectable antipsychotics as maintenance treatments for bipolar disorder-A critical review of the evidence [J]. Bipolar Disord, 2018, 20 Suppl 2: 25 – 36.

[11] Pacchiarotti I, León-Caballero J, Murru A, et al. Mood stabilizers and antipsychotics during breastfeeding: focus on bipolar disorder[J]. Eur Neuropsychopharmacol, 2016, 26(10): 1562 – 1578.

[12] Vasudev A, Chaudhari S, Sethi R, et al. A review of the pharmacological and clinical profile of newer atypical antipsychotics as treatments for bipolar disorder: considerations for use in older patients[J]. Drugs Aging, 2018, 35(10): 887 – 895.

[13] Bartoli F, Clerici M, Brita C D, et al. Effect of clinical response to active drugs and placebo on antipsychotics and mood stabilizers relative efficacy for bipolar depression and mania: a meta-regression analysis[J]. J Psychopharmacol, 2018, 32(4): 416 – 422.

[14] Cipriani A, Hawton K, Stockton S, et al. Lithium in the prevention of suicide in mood disorders: updated systematic review and meta-analysis[J]. BMJ, 2013, 27, 346: f3646.

[15] Gelenberg A J, Kane J M, Keller M B, et al. Comparison of standard and low serum levels of lithium for maintenance treatment of bipolar disorder[J]. N Engl J Med, 1989, 321(22): 1489 – 1493.

[16] Reeves R R, Struve F A, Patrick G. Does EEG predict response to valproate versus lithium in patients with mania[J]. Ann Clin Psychiatry, 2001, 13(2): 69 – 73.

[17] Gyulai L, Wicklund S W, Greenstein R, et al. Measurement of tissue lithium concentration by lithium magnetic resonance spectroscopy in patients with bipolar disorder[J]. Biol Psychiatry, 1991, 29(12): 1161 – 1170.

[18] Mertens J, Wang Q W, Kim Y, et al. Differential responses to lithium in hyperexcitable neurons from patients with bipolar disorder[J]. Nature, 2015, 527(7576): 95 – 99.

[19] Renshaw P F, Wicklund S. In vivo measurement of lithium in humans by nuclear magnetic resonance spectroscopy[J]. Biol Psychiatry, 1998, 23(5): 465 – 475.

[20] Fleck DE, Ernest N, Adler C M, et al. Prediction of lithium response in first-episode mania using the LITHium Intelligent Agent (LITHIA): Pilot data and proof-of-concept [J]. Bipolar Disord, 2017, 19(4): 259 – 272.

[21] Goodwin F K, Fireman B, Simon G E, et al. Suicide risk in bipolar disorder during treatment with lithium and divalproex[J]. JAMA, 2003, 290(11): 1467 – 1473.

[22] Hayes J F, Marston L, Walters K, et al. Adverse renal, endocrine, hepatic, and metabolic events during maintenance mood stabilizer treatment for bipolar disorder: a

population-based cohort study[J]. PLoS Med, 2016, 13(8)：e1002058.

[23] Grant B, Salpekar J. Using lithium in children and adolescents with bipolar disorder：efficacy, tolerability, and practical considerations[J]. Pediatric Drugs, 2018, 20(4)：303－314.

[24] Findling RL, et al. Lithium in the acute treatment of bipolar I disorder：a double-blind, placebo-controlled study[J]. Pediatrics, 2015, 136(5)：885－894.

[25] Nunes P V, Forlenza O V, Gattaz W F. Lithium and risk for Alzheimer's disease in elderly patients with bipolar disorder[J]. Br J Psychiatry, 190(4)：359－360.

[26] 刘瑞，陈俊，方贻儒. 双相障碍与甲状腺功能异常的研究进展[J]. 医学综述, 2019, 25(11)：2086－2091.

[27] 王颖怡，陆燕华，耿瑞杰，等. 碳酸锂对双相障碍患者氧化应激水平的影响[J]. 上海交通大学学报（医学版），2019, 39(5)：494－499.

[28] 金卫东，郭田生，苗国栋，等. 丙戊酸镁缓释片治疗双相障碍临床应用的专家共识[J]. 临床精神医学杂志. 2012, 22(5)：289－292.

[29] Calabrese J R, Suppes T, Bowden C L, et al. A double-blind, placebo-controlled, prophylaxis study of lamotrigine in rapid-cycling bipolar disorder[J]. J Clin Psychiatry, 2000, 61(11)：841－850.

[30] Croissant B, Diehl A, Klein O, et al. A pilot study of oxcarbazepine versus acamprosate in alcohol-dependent patients[J]. Alcohol Clin Exp Res, 2006, 30(4)：630－635.

[31] McElroy S L, Suppes T, Keck P E, et al. Open-label adjunctive topiramate in the treatment of bipolar disorders[J]. Biol Psychiatry, 2000, 47(12)：1025－1033.

[32] Delbello M P, Findling R L, Kushner S, et al. A pilot controlled trial of topiramate for mania in children and adolescents with bipolar disorder[J]. J Am Acad Child Adolesc Psychiatry, 2005, 44(6)：539－547.

[33] Chengappa K R, Gershon S, Levine J. The evolving role of topiramate among other mood stabilizers in the management of bipolar disorder[J]. Bipolar Disord, 2001, 3(5)：215－232.

[34] Pande A C, Crockatt J G, Janney C A, et al. Gabapentin in bipolar disorder：a placebo-controlled trial of adjunctive therapy[J]. Bipolar Disord, 2000, 2(3p2)：249－255.

[35] Vieta E, Goikolea J M, Martínez-Arán A, et al. A double-blind, randomized, placebo-controlled, prophylaxis study of adjunctive gabapentin for bipolar disorder[J]. J Clin Psychiatry, 2006, 67(3)：473－477.

[36] Fortinguerra S, Sorrenti V, Giusti P, et al. Pharmacogenomic characterization in bipolar spectrum disorders[J]. Pharmaceutics, 2019, 12(1)：13.

[37] Budde M, Degner D, Brockmoller J, et al. Pharmacogenomic aspects of bipolar disorder: an update[J]. Eur Neuropsychopharmacol, 2017, 27(6): 599 – 609.

[38] Amare A T, Schubert K O, Baune B T. Pharmacogenomics in the treatment of mood disorders: strategies and opportunities for personalized psychiatry[J]. EPMA J. 2017, 8(3): 211 – 227.

中英文对照索引